運動脳の鍛え方

茂木健一郎

リベラル新書

はじめに　脳科学的・運動脳のススメ

人間にできてＡＩにできないことは何か

２０２３年は「１００年に一度の大変革の年」といっても過言ではありません。ＡＩ（人工知能）が驚異的な進化を遂げ、私たちの働き方や生き方が一変しようとしているからです。

中でも世界に衝撃を与えたのが、アメリカのベンチャー企業「OpenAI」が生み出した対話型ＡＩ「ChatGPT」です。まるで人間と話しているかのような自然な言葉で会話をすることができ、いま世界中で急速に利用者が増えています。

こうした「ChatGPT」に代表される、いわゆる「生成ＡＩ」の開発によって、従来のＡＩ技術とは一線を画す驚異的な変化をもたらしているのです。

アメリカの発明家で人工知能研究の世界的権威でもあるレイ・カーツワイル氏は「シンギュラリティ（技術的特異点）」という、人間の脳と同じレベルのＡＩが誕生するのが2045年だろうと予言しましたが、こうした生成ＡＩの誕生によって、早ければ2025年にシンギュラリティが到来するとの予測も立てられています。

では、こうした〝進化系〟ともいえるＡＩが誕生したいま、私たちの働き方はどのように変わっていくのでしょうか。世の中ではさまざまな見解がなされていますが、**ＡＩができることはＡＩに任せ、人間は人間でなければできないことに集中する時代が、もう目の前まで迫ってきていると考えるべきです。**

まさに、私たちはいま、瞬く間に働き方や生き方が一変する「ＡＩ革命前夜」を迎えているというわけです。

たとえば、ＡＩが生成する文章や画像、ロゴなど、人間の創作を超えるさまざまな新しいコンテンツが、ほんの数秒で簡単に手に入る時代が来ています。

つまり、これまでＡＩに奪われない職業の代表格であったクリエイティブな職業でさえも、ＡＩに奪われる可能性が出てきたということなのです。

ビジネスパーソンは、いままで以上に**「自分の仕事が社会でどのような価値を創り出せるのか」ということを、改めて考え直す**年になっているのです。

私たち人類がこれまで予想した未来の文明がその通りに実現してきたかといえば、常に想像外のことが起こってきたといえます。

たとえば、インターネットが誕生したのがおよそ50年前。そこからわずか25年でスマートフォンが誕生するのを誰が予想したでしょうか。つまり、ＡＩ技術が加速している現代において、もはや10年後を予想することすら、たやすいことではないのです。

さらにいえば、この先もきっとＡＩ技術の進化・発展は私たちの予想をはるかに超えてくることでしょう。

そうしたことを踏まえ、**私たち人間にできてＡＩにできないことは何なのか。**私は最近、このことばかり考えているのですが、**私が出した結論、それは「動くこと」です。**

ＡＩは、身体性を持ちませんから、当然動くことはできません。

でも、生身の肉体を持っている人間だからこそできるのは、「動く」ということ。

これを脳科学的に提唱するならば、これからの時代はダイナミックに動くことで脳を鍛え抜くことが、ＡＩに負けない働き方や生き方ができるようになるということなのです。

「ChatGPT」に聞いた「脳と運動の関係性」とは

「動く」と聞けば、「運動」をイメージする人も多いでしょう。

さらに、運動が身体にいいというのは、誰もが知っている常識ですが、運動が脳にとってもイイコト尽くしだということを知っている人はどれくらいいるのでしょうか。

そこで試しに、生成ＡＩである「ChatGPT」に、脳と運動の関係性について聞いてみました。すると、このような答えが返ってきました。

Q．脳と運動の関係性を教えてください。

A．脳と運動は密接に関係しています。運動は、脳を刺激し、神経細胞の新しい接続を促進することで、脳の健康と機能に重要な役割を果たします。以下に、脳と運動の関係性についての詳細を説明します。

1．運動は脳の健康に重要な役割を果たす

運動は、脳の健康を維持するために必要不可欠な役割を果たします。運動により、脳の血液循環量が増加し、より多くの酸素や栄養素が脳に運ばれます。また、運動は脳の神経細胞を刺激し、新しい神経細胞の成長を促進することが知られています。

2. 運動は認知機能を向上させる

運動は、認知機能を向上させることが知られています。運動によって、脳の前頭葉や海馬《かいば》などの部位が刺激され、記憶力や学習能力が向上することが報告されています。

3. 運動はストレスやうつ病の緩和に役立つ

運動は、ストレスやうつ病の緩和に役立つことが知られています。運動によって、ストレスホルモンの分泌が減少し、ストレスや不安を緩和することができます。また、運動によって、脳内ホルモンのセロトニンやドーパミンの分泌が増加し、気分を改善することが報告されています。

4. 運動は老化や神経疾患の予防に役立つ

運動は、老化や神経疾患の予防に役立つことが知られています。運動によって、脳の神経細胞が刺激され、老化に伴う脳の萎縮を防ぐことができます。また、運動によって、パーキンソン病やアルツハイマー病などの神経疾患の発症リスクを低下させることが報告されています。

なるほど！「ChatGPT」によれば、運動によって脳を活性化させ、認知機能を向上させ、ストレス緩和や老化予防にもなるわけですね。

長年、脳科学を研究してきた私としても、深みはないものの、ポイントは的確に把握しているという評価ができます。さすが、いま世界の最先端を走る生成ＡＩの技術は目覚ましいものがあります。

ただし、これらの効用を頭では理解していても、実際のところ定期的に運動しているという人はどれくらいいるのでしょうか。

実は、日本人の運動不足を露呈する驚くべきデータが存在するのです。

日本人の3人に1人以上が運動不足という現実

厚生労働省の「国民健康・栄養調査報告」(令和元年)によれば、運動習慣のある人(1回30分以上の運動を週2回以上実施し、1年以上継続している人)の割合は男性が33・4%、女性が25・1%となっています。

次ページのグラフをみると、男女ともに高齢になるほど習慣的に運動している人の割合が高いことがわかりますが、逆に40代男性の運動習慣は20%以下、30代女性は10%を切るという、極めて低い数字になっているのが驚きです。

加えて、WHO(世界保健機関)の調査では、日本人の3人に1人以上が運動不足という驚きのデータもあるのです。

【図１】日本人の３人に１人以上が運動不足

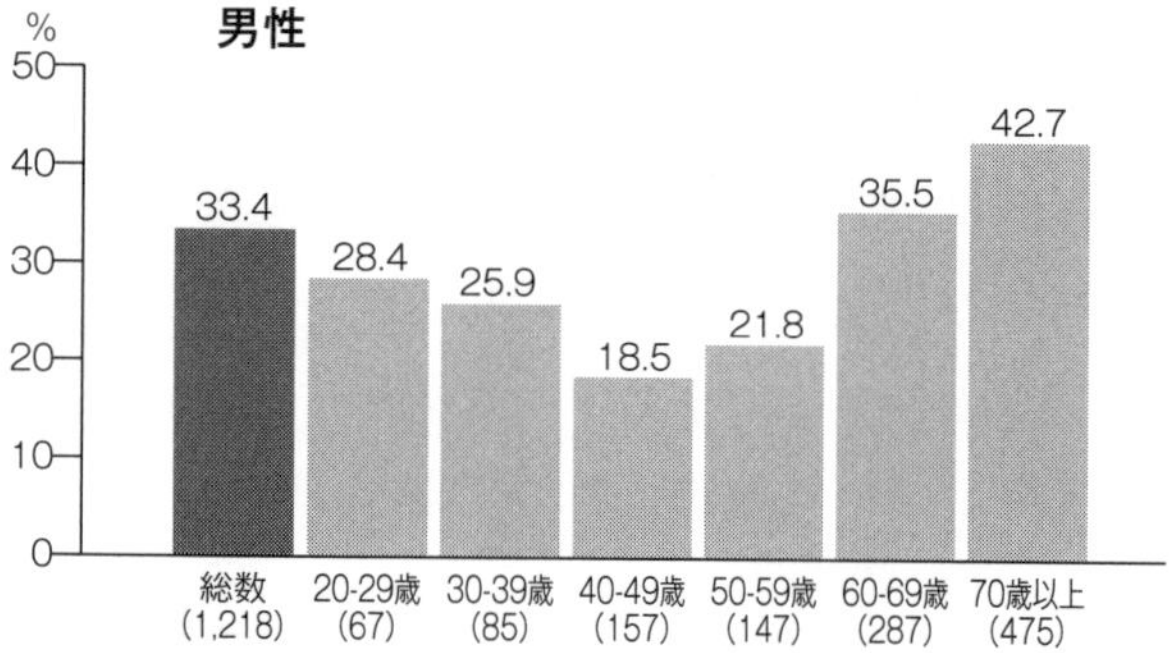

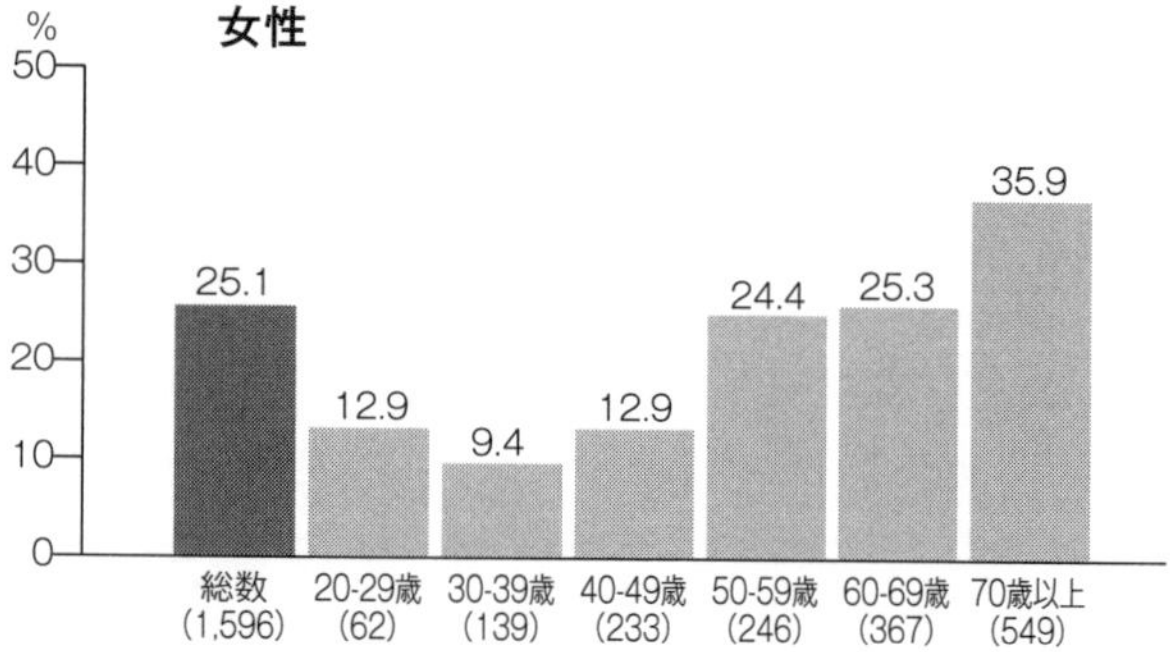

出典：厚生労働省「国民健康・栄養調査報告」(令和元年)より作成

このようなデータからも、現代に生きる多くの日本人がいかに運動不足かということが理解いただけたかと思います。

ただ何となく、「そろそろ運動する習慣を身に付けなければ……」と考えても、特に身体に不調を感じているわけではないので、ついつい運動習慣を後回しにしてしまっている。そんな人が多いのではないでしょうか。

健康診断の結果が思わしくなく、お医者さんから「もっと運動したほうがいいですね」といわれても、実際にはなかなか運動を始める人はいないようです。

健康を維持するために運動が必要不可欠なものだとわかっていてもなお、実践できない。あるいは、気合いを入れて運動しようとしたものの、三日坊主で終わってしまったと悩む人も多いかもしれませんね。

普段の仕事や子育てが忙しい、お金に余裕がない、そもそも運動するのが嫌いなど理由はさまざまですが、脳科学者として私が警鐘を鳴らしたいのは、**「このまま運動不足の生活を送り続けると、脳はどんどん退化していく」**ということです。

そうした危機感を、少なからず抱いている人もいるようです。

スウェーデンの精神科医、アンデシュ・ハンセン氏が上梓した『運動脳』（サンマーク出版）が世間で話題を呼んでいます。それだけ、多くの方が運動と脳の関係性について興味関心があるのでしょう。

ハンセン氏が医学的な知見から運動と脳の関係性について述べたのに対し、私は脳科学の知見から運動と脳の関係性について詳しくお伝えしたい！　それが今回この本を執筆する大きなモチベーションとなりました。

そこで、私は脳科学という観点から、日常生活に役立つ内容を心がけて執筆しました。なぜなら、それこそが脳科学の世界で長年研究している私の使命でもあるからです。「脳科学的・運動脳のススメ」、とでもいいましょうか。

運動嫌いな人でも脳を活性化できる！

私自身、昨年還暦を迎えましたが、依然として私の脳は退化するどころか日々進化しているなという実感さえあります。

脳の研究をしているから？　いいえ、違います。記憶をたどってみると、やはり少年時代からの運動習慣が非常に大きかったと、いまなら断言できます。

私は小学校の低学年からずっと学校の外周をランニングしていましたが、それと並行するかのように学校の成績もどんどん上がっていきました。中学校や高校に上がったころにはすでに学年トップの成績で、何の苦労もなく東大に合格しました。

そのときはまだ脳科学の世界に足を踏み入れていたわけではありませんが、いまになって思い返せば、そうした少年時代から続けていたランニングによって、勉強に必要な記憶力や集中力を同時に手にしていたのでした。私はこうした運動習慣を現在に至るまで続けています。早朝のランニングを日課にしている私が得たもの、それは私の仕事に必要な能力の数々につながっているのです。

記憶力については、テクノロジーの発展によってあまり必要性がなくなりましたが、いまの時代に求められる新しい集中法（本書で詳しく述べます！）や思考法、そしてひらめきやアイデアといった創造力、あるいは直観といった判断力など、実に多くのビジネス能力が、幼少期から続けている運動によってもたらされているといっても過言ではありません。

もちろん、それだけではありません。運動によってメンタルコントロールも容易になり、まったくストレスのない絶好調な毎日を送ることができています。

このように、運動がもたらす脳の効用は数えきれないほどあるわけですが、それでもどうしても運動習慣が身につかない、定期的な運動を始めるのはハードルが高いと思っている人でも悲観する必要はまったくありません。

なぜなら、ここで私が申し上げたいのは、**「たとえ運動が嫌いでも、たとえ続かなくても、運動を再定義して脳を活性化できる」**ということです。

きっと多くの人が、「運動」と聞けば走ったり、スポーツをしたりすることだと考えがちですが、本書ではそうした常識を真っ向から覆していきます!

【本書で伝えたい運動の再定義】

- 「ルーティン」を取り入れて新しい行動に取り組む
- 「アニマルスピリッツ」を持ってチャレンジする
- 自分への「無茶ぶり」をしてどんなことにもトップスピードで取り組む
- 「ゲーミフィケーション」を取り入れて仕事も学びも勝ち負けにこだわる
- 「エブエブ」モードであらゆる場所であらゆる仕事をこなす
- 何事にもベストを尽くして確実に何かを積み上げていく

このように運動を再定義することで、誰もが脳を活性化できるわけですが、その重要キーワードとなるのが、「脳のモビリティ」というものです。

モビリティとは「動きやすさ」「可動性」「移動性」「流動性」などといった意味を持っていますが、**脳科学の知見から私が導き出したモビリティとは、「脳を活性化させて、社会の中でどう動いて、誰と会って、何を計画し、何を実行するのか」という能力のこと。**この脳のモビリティを高めることで脳に効果的な運動効果を与え、活性化させていくのが本書の大きな狙いです。なぜなら、いまの時代は脳のモビリティを高めることがＡＩに負けない最強の脳を手に入れるということにつながっていくからです。

長年培われてきた脳科学の叡智を選りすぐり、その方法を「茂木式・運動脳」として、誰もが実践できる秘訣を初公開します。

さぁ、準備はいいですか？
いますぐ、ＡＩに負けない脳を手に入れるために「運動脳」を鍛えましょう！

茂木健一郎

運動脳の鍛え方／目次

第1章 なぜ運動が脳にいいのか？ そのメカニズムに迫る！

第2章 「脳のモビリティ」を高めると仕事も人生も好転しだす

第3章 「運動IQ」が高い人には3つの特徴がある

第4章 集中力・直観力を磨いて自分の夢を具現化しよう

第5章 茂木流ストレス撃退法と強いメンタルのつくり方

第1章

なぜ運動が脳にいいのか？
そのメカニズムに迫る！

走ることを通して自分の人生を切り拓いてきた

私は早起きです。

なぜなら、仕事に出かける前の朝の時間に、家の近所を10キロランニングするという習慣を、もうずいぶん長いこと続けているからです。

「なぜ、走るんですか？」

「朝走るって、つらくないですか？」

たまに、こんなことを訊《き》かれますが、何しろ小学生の頃からずっと走ってきましたから、ランニングは私にとって、もはや生活の一部となっているのです。

とはいっても、私は根っからのスポーツ少年だったわけではありません。むしろ、私が子どものときに熱中していたのは虫捕りでした。

虫捕り網を持って、蝶やバッタを必死に追いかける。逃げられればすぐさま、また追いかけていく。これが、私の「走る」原点だったのです。

それと、もう一つ。私が子どもの頃というのは、『巨人の星』や『あしたのジョー』といった、いわゆる〝スポコン〟アニメが流行っていました。

こうしたスポコンアニメから受けた影響が大きく、「スポーツを通して自分を乗り越えていく」という運動習慣が身に付いていったのです。

いまの子どもたちでいえば、ワールドカップを観てサッカーボールを蹴り出したり、あるいはＷＢＣを観て野球をやってみたり、といった感覚と同じでしょうか。私は『巨人の星』を観ては、主人公である星飛雄馬を気取り、延々と壁に向かってピッチングをしていました。はじめて告白しますが、もし私に野球の才能があれば、プロ野球選手になるのが夢でした（あいにく、その才能はなく、脳科学の道に進みましたが……）。

ところで皆さんは、「マシュマロ・テスト」という実験をご存じでしょうか。

スタンフォード大学の心理学者、ウォルター・ミシェル氏が、1960年代後半から70年代前半にかけておこなった実験で、子どもが目の前に大好きなマシュマロを置かれたとき、食べるのをがまんできるか、できないかという、自制心や忍耐力の強さと、その後の人生の成功との間に相関があるというものです。

私は、このマシュマロ・テストと同じように、幼少期にスポーツ経験のある子どものほうが自制心や忍耐力が強いのではないかと調べたところ、やはりそうしたエビデンスを見つけました。

東京成徳大学の夏原隆之助教授と慶応義塾大学の加藤貴昭教授の共同研究で、2015年から2016年にかけて、小学3年生から中学3年生までの1581人を対象に実施した『児童期および青年期の子どもの非認知スキルの発達とスポーツ活動との関連性に関する研究』によると、**スポーツ経験のある子どものほうが、スポーツ経験がない子どもよりも、自制心や忍耐力、さらには困難から立ち直る力といった「非**

認知能力」が高いことが明らかになったのです。やはり、「子どものときに運動したり、何かスポーツに挑戦していた子どものほうが、その後の人生で力強く生きられるのですね。

先ほど、私は子どもの頃からずっと走ってきたといいましたが、本格的に長距離を走り始めたのはそれからだいぶ経ってからのことです。私が初めてフルマラソンを完走できたのは52歳のときでした。（40歳で挑戦した時は、途中から歩いて「完歩」しました）

それほど誇れるわけではありませんが、いまの私があるのも運動のおかげといっても大げさではなく、このように私は走ることを通して自分の人生を切り拓いてきたのです。

最新の脳科学でわかった「運動」と「学力」の関係性

世の中で成功を収めているエグゼクティブたちは、ルームランナーで走っていたり、ジムに通って身体を鍛えている。そんなイメージがありますよね。

こうした運動を通じて、心身ともに健康でいることで質の高い仕事をしていることは、もはや疑いの余地はありません。

ただ、こうした心身の健康のために走ったり、ジムに通う人は大勢いますが、運動が脳を活性化させるからといって走ったり、ジム通いをするという人はほとんどいないのではないでしょうか。

では、具体的に運動はなぜ脳にいいのか。この章では、さまざまなエビデンスを紹介しながら解説していきます。

まずは、運動と学力との関係性についてです。

オーストラリアのウェスタンシドニー大学の国立補完医学研究所（ＮＩＣＭ）と、イギリスのマンチェスター大学の心理学とメンタルヘルス学部との新たな共同研究によれば、「有酸素運動は記憶力の改善や脳の健康維持、老化防止に役立っている可能性がある」と発表しています。

これと同様に、日本の筑波大学がおこなった研究では、**ゆっくりしたペースのウォーキングやヨガのような「超低強度運動」を10分間おこなうと、その直後に記憶力が向上する**ことが明らかになりました。

運動によって、脳の記憶に関わる部位である「海馬」の活動が活発になり、記憶システム全体が向上することが、最先端の機能的ＭＲＩによって実証されたのです。

もう一つ、興味深いエビデンスを紹介しましょう。

スウェーデンの小さな町にある小学校で、運動と学力との相互関係の研究のために、毎日体育の授業が組み込まれたクラスの学力と、通常通り体育を週2回おこなったクラスの学力とを比較した結果、毎日体育をおこなったクラスのほうが国語・算数・英語において成績が優秀だったことが明らかになりました。さらにこの効果はその後何年も続くことが確認され、男女ともに3教科の成績が飛躍的に上がることが確認されたのです。

このように、運動と学力との相関関係が世界各地で科学的に証明されているわけですが、こうしたエビデンスが明らかになったのは近年、脳科学の研究が飛躍的に進んだからにほかなりません。

たとえば、皆さんは「BDNF（脳由来神経栄養因子）」という脳内物質をご存じでしょうか。BDNFとは、脳の神経細胞の成長や維持、再生などを促す物質で、記憶中枢である脳の海馬に多く発現するほか、血液中にも存在しています。

昔から「文武両道」という言葉がありますが、運動することによってこのBDNF

が私たちの記憶力を司っている海馬に行き渡ることで脳が活性化するということが最新の脳科学によって証明されたのです。

「運動すれば、成績がアップするのか⁉」

学生たちであれば、そんな期待を込め、いますぐにでも準備運動を始めているかもしれませんね。たしかに、記憶力が多くの場面で求められる学生たちの勉学では有効です。

もちろん、学生に限らずビジネスの現場においても、「最近物覚えが悪いな」と感じている人であれば、運動によって記憶力をアップさせることで多くのメリットがもたらされるはずです。

脳を鍛えるカギは「前頭葉」にあり！

運動と学力（特に記憶力）について、最新の脳科学のエビデンスを交えて紹介しましたが、それ以上に皆さんに知っていただきたい興味深いエビデンスがあります。

それは、**運動によって「前頭葉」が活性化する**ということです。

前頭葉について説明する前に、まずは脳の仕組みについて簡単に説明しておきましょう。

脳というのは、大きく分けると「大脳」「小脳」「脳幹」という3つの部位で構成されています。脳全体のおよそ80％を占めているのが大脳です。

この大脳には、主に思考や行動を司る「前頭葉」、知覚や感覚を司る「頭頂葉」、視

【図2】大脳の領域と前頭葉の働き

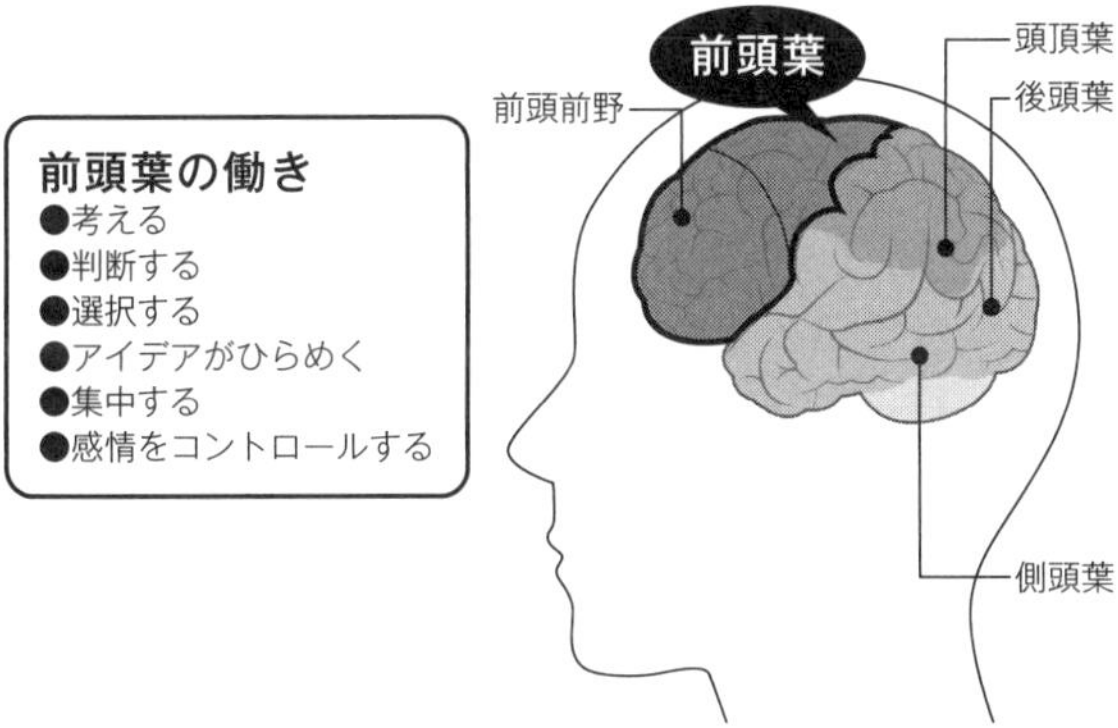

覚を司る「後頭葉」、聴覚や記憶を司る「側頭葉」の４つの領域があり、このうちの前頭葉の大部分を占めるのが「前頭前野」という部位です。

私たち人間と動物の脳とを比べたとき、最も異なる発達部位こそ、この前頭葉なのです。動物の中で最も前頭葉が大きいとされるチンパンジーでも、人間の前頭葉と比較すれば３分の１程度だといわれています。

この前頭葉は、別名「脳の司令塔」とも呼ばれており、考える、判断する、選択する、アイデアがひらめく、集中する、感情をコントロールするなど、私たちが社会で生き抜いていくための重要な働きを担っています。

逆をいえば、前頭葉の活動が衰えると物忘れが増えたり、感情的になりすぎたり、やる気がなくなったりしてしまいます。

では、どうすればこの前頭葉を活性化できるのか。勘のいい方ならもうおわかりですね。そうです。運動によって前頭葉を鍛えることができるのです。

ランニングによって「前頭葉」が広範囲に活性化

ここで一つ、運動によって前頭葉を鍛えることができるというエビデンスを紹介しましょう。

筑波大学のヒューマン・ハイ・パフォーマンス先端研究センターの征矢《そや》英昭教授らの研究で、ランニングによって前頭葉の前頭前野が広範囲に活性化することが明らかになり、学術誌にオンライン発表されました。

【図３】ランニングによる脳の活性部位

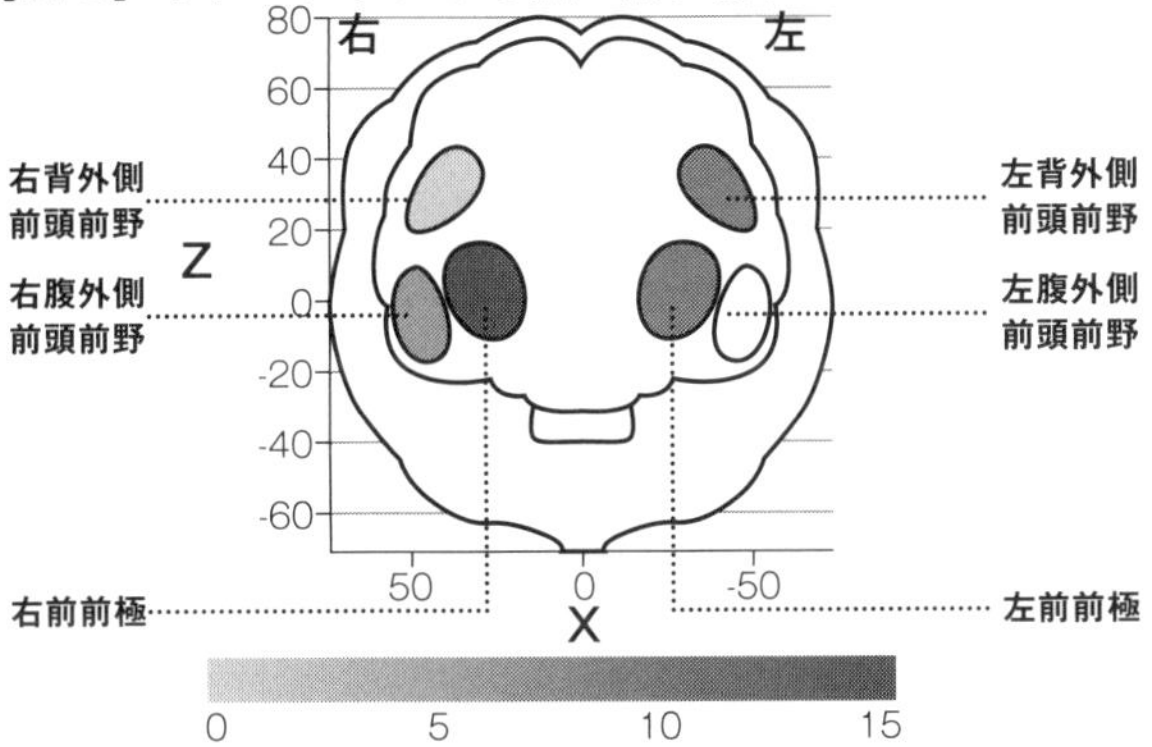

提供：筑波大学征矢《そや》研究室

発表された研究によると、**中強度**（ややきつめ）**のランニングをおこなうことで、脳の前頭葉の前頭前野が広い範囲で活性化することが確認された**のです。

この研究には大学生・大学院生26名が参加して、10分間のランニングをしたのち、15分間の安静を取ったあと、脳の局所的な血流の変化を捉える「機能的近赤外分光分析法（FNIRS）」を用いていて検証したところ、左右両側の前頭前野が広範囲にわたって活性化したのです。それが上の画像で、ランニング後の課題回答時に有意な活動が見られた脳の部位が0%〜15%の濃度で表現されています。

前頭葉を鍛えれば「諦めずにやり抜く力」が身に付く

私たちが成功を収めるために何が必要なのか。

努力？　それとも才能？

これは、ビジネスやスポーツの世界で長年にわたり議論されているテーマです。

この議論に、一つの風穴をあけた人物がいます。

アメリカの心理学者であるアンジェラ・リー・ダックワース氏が、世界中の叡智が集結するカンファレンス「TED」※で新たな研究成果を発表（2013年）したことは記憶に新しいのではないでしょうか。

それは、「グリット」という考え方です。

グリットとは、何かの目的を達成するために継続的に粘り強く努力することによって、物事を最後までやり抜く力のこと。冒頭の問いに対して、ダックワース氏は自身の研究結果をもとに、誰もが生まれながらの素晴らしい才能を持っているわけではないし、豊かな才能や知能を持ったすべての人が成功を収めているわけでもないと考えました。

成功を収めるために最も重要なのは、目標の実現に向けた継続的な努力、つまりやり抜く力だと提唱したのです。

これを裏付けるため、一見すれば才能の持ち主のように見えて、実はこのやり抜く力で成功を収めた二人のアスリートの事例を紹介したいと思います。

まず一人目は、元マラソン選手の有森裕子さん。

有森さんといえば、バルセロナ、アトランタオリンピックと、二大会連続でメダルを獲得したマラソン界の成功者です。

そんな有森さんに私がお話を伺って驚いたのは、高校に入学して陸上部に入部を希望したものの、陸上部の監督はランナーとしては素人同然だった有

※ TED（Technology Entertainment Design）……世界中の著名人や知識人によるさまざまな講演会を開催・配信している米国に本部を置く非営利団体。過去には、Microsoft の創業者であるビル・ゲイツ氏や、Apple を設立したスティーブ・ジョブズ氏も登壇して話題になった。

森さんの入部すら認めてくれなかったというのです。

ただ、それでも諦められなかった有森さんは、監督に入部が許されるまで粘り強くアピールし、一カ月後にようやく入部が許可されたといいます。

ただ、高校では特段目立った記録を出すことができず、大学に進んでからも変わらず、大学を卒業してからの進路も、実業団であるリクルートになかば押し掛けで自分から連絡を取り続けたそうです。その熱意を小出義雄監督に認められ、最初は「マネージャー兼選手」という形でやっと陸上部に入部でき、そこから小出監督の指導によって開花したというわけです。

そして二人目が、元プロテニス選手の松岡修造さん。

現役時代は世界のテニス界で目覚ましい活躍を披露し、当時の日本人最高ランクである46位まで到達し、四大大会でも輝かしい成績を残しました。

テレビでは熱血キャラでいつも前向きなイメージの松岡さんですが、そんな松岡さんもまた、テニスを始めたジュニアの頃は自分の恵まれない体格と身体能力に相当悩んだといいます。

でも、才能のなさを指摘されながらも、松岡さんは諦めることなくテニスクラブで指導を受け、貪欲《どんよく》にテニスを学びました。

さらに、松岡さんは〝幼稚園から慶應一筋〟という環境で育ってきた甘さが自分の成長を阻害していると考え、自分自身を鍛え直すため、自ら志願して九州のテニス強豪校に転校したそうです。そこで自分に甘えることなく、粘り強く努力をし続けた結果、徐々に頭角を現していったというのです。

このように、有森さんや松岡さんなどの名選手でさえも、生まれ持った才能を頼りにして成功を勝ち取ったわけではないのです。

自分の設定したゴールに向かい、何があっても諦めず徹底的に戦い続ける。この資質こそがやり抜く力ということなのですが、なぜこの二人のアスリートの事例を紹介したのかといえば、この**やり抜く力というのは前頭葉の発達と相関関係があることが脳科学の研究でわかっている**からです。

「やり抜く力」と「前頭葉」の相関関係が証明された研究

東北大学の細田千尋准教授らによる研究によれば、これまで正確な測定ができなかった「やり抜く力」の科学的定量化に成功しました。

人工知能が人間の脳を分析した結果、人間では認識不可能だったやり抜く力の強さにかかわる前頭葉の構造を発見し、『Nature Research/ Communications Biology』（2020年4月）に掲載されたのです。

細田准教授らは、研究用に開発された「持続性測定器」を使って脳をスキャンすることで、対象とする人間にやり抜く力があるかどうかを80～90％の精度で判別できるようになったといいます。

この数値は、従来の標準的な面接評定の信頼性を大きく上回るそうです。

まず、被験者の全員の脳構造をＭＲＩで詳細に記録し、続いて被験者に「ハノイの塔」と呼ばれる複雑なパズルを１時間にわたり解かせた結果、参加者のうち52％は達成し、48％は途中で諦めたといいます。諦めた理由で最も多かったものが「予想より難しい」であり、続いて「疲れた」でした。

次に細田准教授らは、達成者と非達成者の間で脳構造に違いがないかを機械学習を用いて調査した結果、達成者の左脳の前頭前野の灰白質の容積と白質の神経線維の方向性の強さが、非達成者に比べて優位に大きいことがわかったのです（図４を参照）。

また、図５に示す部分（★印）において、達成者は非達成者に比べて神経接続が多く観察されました。

得られた結果をもとに再度、参加者の脳構造から達成の可否を推測してみると、精度は90％にも及びました。

こうした細田准教授らの研究結果から、何事もすぐに諦めずにやり抜く力と前頭葉の

【図4】達成者と非達成者の間で脳構造に違いがある

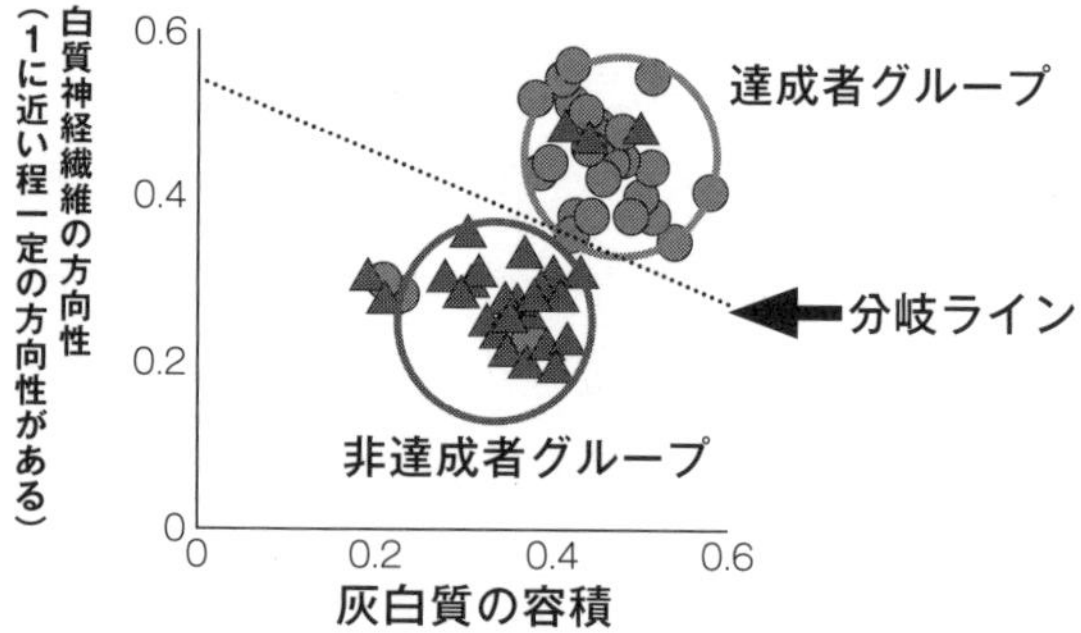

出典：『communications biology』（2020年4月）

構造との相関関係が理解いただけたのではないでしょうか。

そして、そんな前頭葉は運動によって鍛えられると述べましたが、有森さんや松岡さんにしても、マラソンやテニスといった**運動によって前頭葉を鍛え上げたことでやり抜く力を身につけた**と考えればつじつまが合いますよね。

さらにいえば、記憶に新しいサッカーのワールドカップ・カタール大会で、日本がスペインに2-1で逆転勝ちして決勝トーナメント進出を決めた試合、決勝点をアシストした三笘《みとま》薫選手のクロスがゴールラインを割っているかどう

【図５】達成者の左脳の前頭前野は神経接続が多い

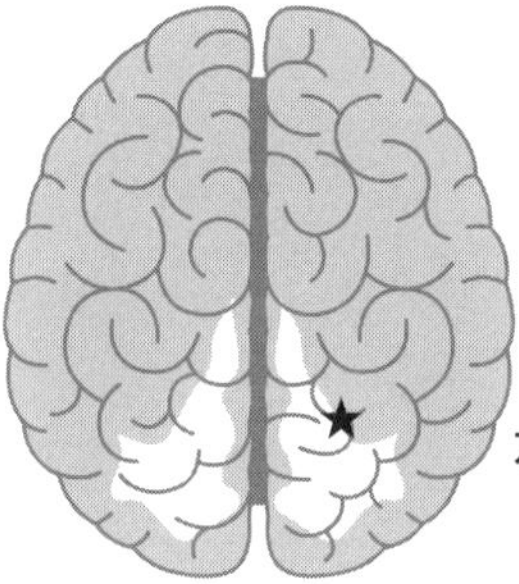

出典：『communications biology』（2020年４月）

かがＶＡＲ判定になり、わずか１ミリ残ってい
たことでゴールが認められました。
「三笘《みとま》の１ミリ」もまた、前頭葉が起こした奇
跡だったと私は思うのです。

ＡＩに負けない、人間が持つ身体性の強み

人間がＡＩに勝つキーワード。その一つが「身体性」です。

「身体性っていわれても、何かよくわからない……」

そんな人もいるかもしれませんので、身体性についてわかりやすく説明したいと思います。

私は毎朝、10キロのランニングが日課だと述べました。

簡単に10キロといいますが、アスリートでもない私が毎朝10キロ走るのは、はっきりいえば実は面倒くさいことなのです。

ですから、5キロぐらいを通過するときに、「あー、疲れてきたな。もう5キロも走ったし、今日はここまでにしよう……」と、ついつい弱音を吐いてしまいそうになる私

がいるのです。

でも、そこから「待てよ、ここはもうひと踏ん張りして10キロ走ってみるか！」という決断と行動が取れるのは、**やはり毎日走るという習慣によって「嫌なことから逃げずにやり抜く」ということを、脳や身体に覚え込ませているから**です。

結果として、そうした嫌なことから逃げずにやり抜く習慣が、面倒くさい仕事からも逃げなくなる。理屈でも何でもなく、これこそがＡＩに勝つための、人間が持つ身体性ならではの強さなのです。

もう一つ、これも身体性に関するエピソードです。

恥ずかしい話ではあるのですが、私は過去に3回、フルマラソンを失敗した経験があります。どのレースも、30キロ地点で止まってしまい、どうしても完走することができませんでした。それでも私は諦めずに4回目のフルマラソンに挑戦しました。それが２０１５年の東京マラソンだったのですが、初めて完走することができました。

私がこのときフルマラソンを完走できたのは、ある一冊の本に出会えたおかげでした。

先に登場した、有森裕子さんをメダリストにまで育て上げた名指導者である小出義雄監督の著書『30キロ過ぎで一番速く走るマラソン』(角川SSC新書)には、小出監督の長年の経験から見出した結論として、フルマラソンを失敗してしまう多くの原因はオーバーペースによるものだそうです。

私はもともとジャンプするようなイメージでリズミカルに走るのが好きなのですが、それでは体力が追いつかず、絶対にフルマラソンを完走できないということを経験値から割り出したのです。

フルマラソンを完走するためには、もちろんトレーニングもしますが、ただ根性だけで練習すればいいというものではありません。

最初の20キロ、30キロというのは、焦る気持ちを抑えながらゆっくりと走ることがフルマラソンを完走する秘訣だということを学びました。

さらには、これまでの経験値から導き出したサプリや糖分(私の場合はプチ羊羹《ようかん》でした)

の摂取するタイミングも、比較的早い20キロ時点でおこないました。

栄養補給方法は、このタイミングで栄養補給しないと、30キロを過ぎたあたりから突然スタミナが切れて走れなくなってしまうのです。前半をできるだけ抑え気味で走り、しっかり栄養補給して、ピークを30キロ過ぎにもってくるようにすれば完走できる。それを完璧に実践できたのが、初めて完走できた東京マラソンだったというわけです。

これぞまさしく、ＡＩに勝つための、生身の肉体を持つ人間自身が過去の経験から導き出した、身体性の成長プロセスだといえるわけです。

私が「英語はスポーツと同じ」と考える理由

現在、英語の勉強を必死でやっているという人も多いのではないでしょうか。

ただ、一方では「いやいや、英語力なんてAIが発展すれば必要なくなるでしょ！」と考える人もいるかもしれませんね。たしかに昨今、目まぐるしく発達するAIの自動翻訳システムなどが、私たちの語学力をサポートしてくれる可能性は十分あるでしょう。ですが、それを差し引いても、英語を勉強することのメリットは、おそらく消えないだろうと私は考えています。

それはなぜか――。

私はこの本で、「英語はスポーツと同じ」という、新しい概念を提唱したいのです。

これがどのようなことかといえば、いくらＡＩが発達したとしても、知識やデータだけではスポーツを楽しむことはできません。やはり、身体を動かして脳や身体に負荷をかけて、汗をかいてこそスポーツを楽しむことができます。これと同じように、英語にしてもただ単に翻訳して相手のいっている言葉を理解するよりも、その会話にある「人間味」だったり、お互いの感情を表現し合うことに、英語を学ぶ喜びや感動を見出せると考えているからです。

私がよくたとえるのは、恋愛が苦手だからといって自分が好きな人に対してロボットが代理で愛の告白をしても、その恋愛は成就しないのと同じです。

また、ビジネスでの商談でさえ、お互いがしっかり目を見て話すほうが伝達力や説得力が増すのと同じです。単にＡＩを介して会話をするだけでは、やはり身体性が伴わないのです。

さらにいえば、**英語の勉強における「聞く」「話す」「読む」「書く」という動作はいうまでもなく運動であり、身体性を向上させることができる**からです。

それらの理由から、やはり英語を勉強するということのメリットは、おそらくなくなることはないというのが私の意見です（ただ、こうした私の考えを超えてくるようなＡＩ技術が開発されるかもしれませんが……）。

私自身は長年英語の勉強をしてきましたが、最近では新しい動きが生まれているのです。それは、英語を使った英語圏の仕事が増えてきたことです。

先日も、アメリカの有名なベンチャーキャピタルが主催する会議で基調講演を依頼されたり、海外のポッドキャストのインタビューを受けたり、私があるツイートをしたことがきっかけで原稿依頼が来たりと、こうした英語圏の仕事が増えたことによって、ますます私の英語力が磨かれているなと実感しています。

というのも、日本は文化的な成熟度が増し、海外のメディアは日本固有の文化やアニメ・マンガといった、世界に通用するエンターテインメントに関心を持つようになっています。それによって、海外からのインタビューでも日本のことをいかに英語で説明するかが重要になってきています。私にとって、こうした**新たな英語への取り組みが、私の身体性を強化してくれている**のです。

もちろん、皆さんは海外のメディアにインタビューを受けるという機会はそうはないと思いますが、英語で身体性を向上させたいというときに、身近でおすすめなのが映画鑑賞ではないでしょうか。

よく、「日本語の字幕が付いていると日本語を読んでしまうので、英語の勉強にならないのでは？」という人がいますが、日本語字幕はいわば、自転車に乗り始めたときの補助輪のようなもの。慣れてくると、次第に日本語字幕を読まずに、英語を聞くだけで理解することができるようになる。これもまた、人間の身体性がなせる業なのです。

自分なりの「運動の定義」を見つけることが重要

運動によって、前頭葉が活性化する。

ここまで、そのメカニズムについて解説してきました。

このような話を聞いて、「よし、明日からランニングをしよう」、あるいは「何かスポーツを始めなきゃ」と考える人もいるかもしれませんね。

ただ、私がこの本で申し上げたいことは、何らかのスポーツや運動をして前頭葉を鍛えればいいという単純な話ではありません。

皆さんの体が自由に動くのと同じで、もともと人間の脳というのは自由度があり、さまざまな可能性を秘めているのです。

たとえば、人間の体をオーケストラとたとえるとわかりやすいかもしれません。体の各パーツが楽器だとすれば、脳の前頭葉は指揮者のような役割を担っています。

ここで皆さんに知っていただきたいのは、オーケストラの特徴がひとり一人の指揮者で違うということです。

ランニングやスポーツなどでオーケストラを上手に指揮ができる人もいれば、何かの仕事で新しいチャレンジをするときに上手に指揮ができる人もいる。そう考えれば、何も**ランニングやスポーツをやるだけが運動ではなく、自分なりの運動の定義を見つけることが重要**だということです。

つまり、運動するというのは身体を動かすという概念よりも、いかに自分の体というオーケストラを指揮するかということを考えるべきなのです。そう考えれば、皆さんが考える運動という定義にも、自由な可能性が見えてくるのではないでしょうか。

多くの脳科学本では、「脳を鍛える」となると、あるお手本があって、それに沿って、いかに脳をコントロールするかという手法に支配されていますが、これだけでは聴衆を魅了する演奏はできない。これが私の意見です。

国際的に最も人気を誇り、20世紀を象徴する指揮者として唯一無二の存在だったヘルベルト・フォン・カラヤン。彼の有名なエピソードとして残っているのが、まさにこの自由さです。

リハーサルでは徹底的に正確な演奏を指導するのですが、本番になると演奏者たちに自由に演奏させていたそうです。

これと同じように、本書では運動そのものを再定義して、もっと脳を自由に開放して前頭葉を活性化させてあげればいいと私は考えました。

真面目気質な日本人の多くは、きっと段取り好きではないでしょうか。

何事もきちっと決めてから取り組む。もちろん、これはこれで大事なことかもしれません。

でも、**自分のオーケストラ（体）にあった演奏（運動）ルールを自分でつくり出して**

指揮する。これもまた、前頭葉本来の働かせ方でもあるのです。

そうした工夫が本能的に楽しいと思えること――。それがまさに前頭葉が活性化しているという証拠でもあるのです。

第2章

「脳のモビリティ」を高めると仕事も人生も好転しだす

重要なキーワード「脳のモビリティ」とは？

第1章では、運動とは、何も走ったり、スポーツをしたりすることだけではないということをお伝えしてきました。

そこで、この章では、皆さんが考える運動の概念を再定義し、前頭葉を活性化するためのヒントを探っていきたいと思います。

まずは、運動という概念を再定義するための脳科学的キーワードがあります。

それは、「モビリティ（mobility）」というものです。

「はじめに」でも触れましたが、モビリティとは、「動きやすさ」「可動性」「移動性」「流動性」などを意味し、近年自動車メーカーをはじめ、関連する交通関連事業者が、移動や輸送の仕組みをモビリティという言葉で表すことが多く、モビリティといえば

【図６】脳のモビリティとは

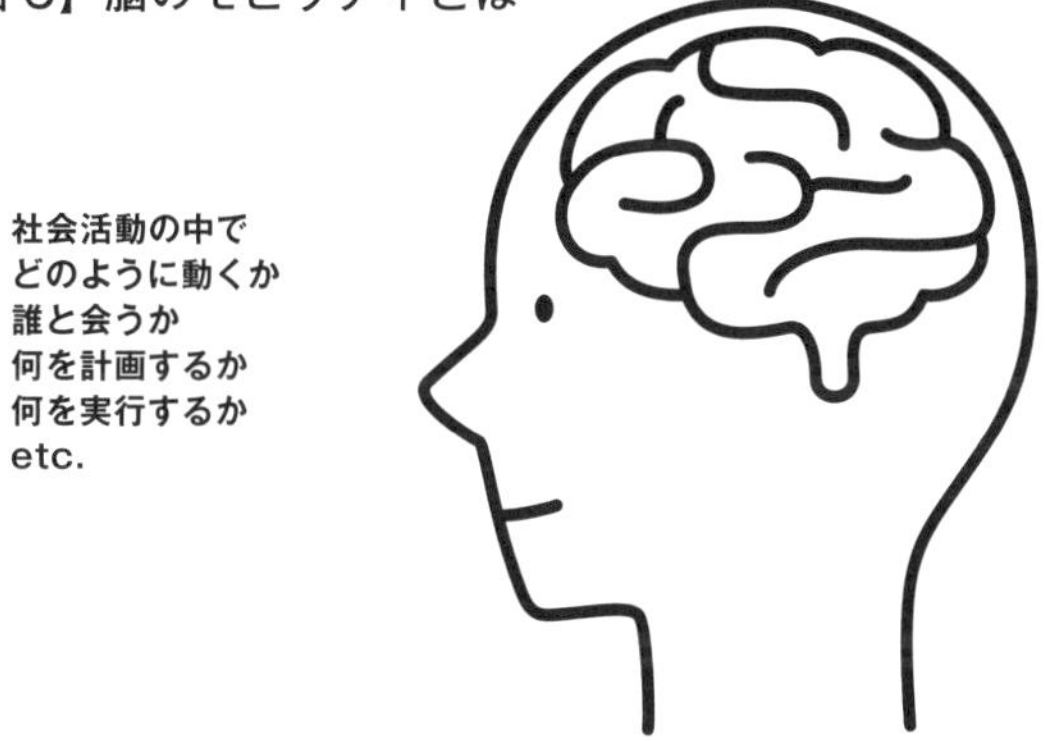
社会活動の中で
どのように動くか
誰と会うか
何を計画するか
何を実行するか
etc.

人の移動やモノの輸送などを指しています。

では、運動を再定義するうえで脳科学の知見から私が導き出した**脳のモビリティとは、「脳を活性化させて、社会の中でどう動いて、誰と会って、何を計画し、何を実行するのか」といった能力のこと**です。この能力を高めていくことこそが、ＡＩに負けない働き方や生き方を実現するのです。

では、脳のモビリティを高めるにはどうすればいいか——。

その方法として、まず皆さんに提唱したいのが、「ルーティン」です。

ルーティンとは、「決まっている手順、動作」といった意味を持っていますが、同じ動作を繰り返すことによって、自然と身体が動いてくれるようになる。つまり、行動の習慣化ができあがるということです。皆さんはこのルーティンを、自分でも意識しないうちに生活の中に取り入れているはずです。

たとえば、朝起きたら顔を洗って歯を磨く。目覚めのコーヒーを飲む。毎朝同じ道を通って駅まで行く。通勤電車の中でスマホをいじる。ランチはいつものお気に入りのお店で食べる。仕事であれば、業務の手順を決めておいたり、マニュアル化したりして効率化をはかっている方も多いでしょう。そして夜になって家に帰れば、お風呂に入って決まったところから体を洗う。そして、寝る前はスマホ片手にうとうとしながら眠りにつく……。

このように、毎日決まった動作を続けているわけですが、なぜ人間は何かとルーティンを取り入れるのか。それは、脳の性質によるものです。

脳科学では「ディシジョン・ファティーグ（decision fatigue）」という言葉があるのですが、私たちの脳が一日におこなえる意思決定の量は限られており、長時間意思決定をくり返していくと、だんだんと決定の質が下がっていくという研究結果があります。そこでルーティンを取り入れることで、脳の負担を極力減らしているのです。

ただ、先に述べたように、これらのルーティンはあくまでも脳の負担を軽減するための動作（運動）であり、前頭葉を活性化することはできません。つまり、運動を再定義するうえでのモビリティにはなり得ないということです。

とはいうものの、実はこのルーティンによって、もたらされる脳への効用があるのです。

それは、**日々のルーティンによって脳に〝余力〟が生まれ、自分にとって前向きな新しい行動に取り組むことができるようになる**ということです。

「脳のモビリティ」を司るのもやはり前頭葉

「ルーティン」が脳の回路に余力を生む

そこで、もう少しだけルーティンについて触れておきましょう。

ルーティンを脳科学のメカニズムで理解するためには、「意識」と「無意識」の相互関係に注目することが肝要です。

たとえば、歩くという運動をおこなうとき、「どのように歩くのか」など、あまり意識していないはずです。つまり、歩くことは脳が無意識におこなっている動作だといえます。

では、文字を書くときはどうでしょうか。子どものころ、初めて文字を習ったときは意識しながら書いていましたが、大人になったいまでは、無意識のうちに文字を書いていますよね。

その他にも、言葉を話すとき、話を聞くとき、ご飯を食べるときや寝るときなども、私たちの脳はそれらを無意識のうちに動作に移すことができるようになっています。

これらはすべて、無意識におこなわれるルーティンであり、つまり脳内で自動化された回路を働かせているといえるわけです。

ではなぜ、脳にはこうした自動化された回路が必要なのか。それは、脳が常に新しい行動や動きを求めているからです。すなわちこれこそが皆さんの運動の概念を再定義するモビリティを立ち上げるきっかけになるのです。

私たちが何か新しいチャレンジをするためには、脳の活動領域にある程度の余力がなければいけないと述べました。

これまで世の中のあらゆる分野で成功を収めてきた多くの人たちほど、自分の生活の中にできるだけ多くのルーティンを取り入れているのです。多くのルーティンを日常で実践しているからこそ、脳の回路に余力が生まれ、脳のモビリティを高めているといえます。

先日も、ある有名な経営者と話をしていて「なるほど！」と感心するほど印象に残っていることがあります。

「世の中で何か大きなことを成し遂げた経営者というのは、ほぼ例外なく遊び回っている人が多い」と、その経営者はおっしゃっていたのです。

それがどのようなことなのか、さらに詳しく話を聞くと、こんなことをおっしゃっていました。

「会社が順調なときというのは、経営者はそれほどやることってないんですが、何か新しい事業にチャレンジするときや、業績が悪くなってきたときには、全力疾走しなければならない。そうしたときに、普段から全力疾走していたら体力が持たない。だから、普段はあえて仕事をしないふりをして、そうしたときのために余力を残しているんです」

有名経営者のこうしたお話を聞くと、まさに**脳がフレッシュな状態になることで脳活動に余力が生まれ、世の中を席巻する成功を勝ち取る秘訣になっている**というわけです。

このように、この脳がいくら「新しいチャレンジをしたい」「何か新しい動きをしたい」という意思を持っていても、脳に余力がなければ結局のところ何もできません。だからこそ、脳のモビリティを高めるために、日常の中にルーティンを取り入れるべきなのです。

「モーニングルーティン」を身に付けよう

朝起きて、淡々といつもの行動を繰り返す。

最近は、これを「モーニングルーティン」なんて呼ぶみたいですね。

実は、このモーニングルーティンが脳のモビリティを高める大きなポイントになります。

ちなみに、私は毎朝、次のような順序でルーティンをくり返しています。

●目覚し時計なしで目覚める（たいてい日の出頃）
●寝床でSNSやいくつかのニュースサイトをチェック
●目覚めのコーヒーを一杯
●SNSやブログを書いて発信する

●動画を撮ってYouTubeにあげる（日本語版と英語版の二種類）
●Voicy※やNowVoice※に発言をアップする

ここから、毎朝習慣にしているランニングに出かけます。

朝、目覚めてからあれこれと考える前に、これらを粛々とやっていきます。

そして、ランニングから戻ってシャワーを浴びてから、腰を据えて研究や著作などの仕事にとりかかりつつ、新しい仕事にもチャレンジしているのです。

脳のモビリティを高めるためには、このように朝からの脳の立ち上がりが極めて重要だというのが、私の経験から生み出された結論です。

「朝起きたらすぐ動く」というルーティンを身につけることで、日中の時間に勉強でも仕事でも、次から次へと新しいプロジェクトを推し進めてい

※ Voicy…会員登録者数180万人、1,800を超えるチャンネルの厳選されたコンテンツを"ながら聴き"できる音声の総合プラットフォーム。
※ NowVoice…世の中に強い影響力を持つ、アスリートをはじめとした各界のトップランナーの音声による定額制の音声サービス。

く感覚を養うことができるからです。

たしかに、朝、すっきりと起きる。これは一日の理想の始まり方ですが、

「朝はどうも苦手で……」

「朝からそんなに頭が働かない……」

そんな人もいるかもしれませんね。モーニングルーティンを確立するためには、それは、前の晩の準備がカギになります。

すっきり目覚め、モーニングルーティンに取り組む対策として有効なのは、前の夜、脳の命令に従って、あっさりと寝ることです。

普段、あなたが夜更かししてゲームやSNSを楽しんでいるとき、眠気は断続的にやってきます。これが脳の命令です。あなたはそれに素直に従っているでしょうか。寝落ちしそうになりながら、ぐっとこらえて夜更けまで続けていないでしょうか。それでは、脳はいつまでたっても休むことができません。

では、あっさり寝るためにはどうすればいいのか。

これは私も実践していることなのですが、**日中の仕事に没頭したり、何か新しいチャレンジをしたり、本を読んだり考えごとをしたりするなどして、脳をしっかりと働かせて〝くたくた〟にしておくこと**です。

そうして夜を迎えれば、脳はすでにエネルギー切れ寸前ですから、とてもスムーズに入眠することができるというわけです。

このように、毎晩脳の指令に従って寝て、脳がフレッシュな状態になってから朝起きる。こうすると脳がイキイキと活動できる朝を迎えることができ、モーニングルーティンも確立でき、モビリティを高めていけるのです。

イーロン・マスク氏が持つ「アニマルスピリッツ」とは？

脳のモビリティを高めて、新しい行動力を生み出す方法をさらに伝授しましょう。

「私たちの脳は常に新しい行動や動きを求めている」

このように述べましたが、それには「アニマルスピリッツ」という概念が深く関係しています。

アニマルスピリッツとは、イギリスの経済学者ジョン・メイナード・ケインズ氏が提唱した言葉で、「血気」「野心的意欲」「動物的な衝動」などと訳されます。

私たちが意欲的に何か新しいチャレンジをするために動くための脳のモビリティは、このアニマルスピリッツを持っているか、持っていないかで決まるといっても大げさではありません。

たとえば、イーロン・マスク氏がその好例です。現在、彼を知らないビジネスパーソンはいないでしょう。宇宙ロケットを製造開発する「スペースX」や電気自動車を開発する「テスラ」を創業した、いわずと知れた世界トップクラスの実業家です。最近では、ツイッター社を買収して世間で話題になりましたね。

そんな予測不可能なイーロン・マスク氏は、まさに典型的なアニマルスピリッツの持ち主だといえます。なぜなら、彼はこれまでその野心に忠実に、新しいチャレンジをくり返してきたからです。

ただし、アニマルスピリッツといっても、イーロン・マスク氏は何か新しいチャレンジをするときに、ただやみくもに動いているわけではありません。彼は「クレバー／フーリッシュ・マトリクス」という、経営判断をする際に用いる判断軸を持っており、それによって「動く／動かない」「やる／やらない」を決めているといわれます。この判断軸による意思決定が、イーロン・マスク氏が大きな成功を収めている要因の一つです。

【図 7】イーロン・マスク氏の判断軸

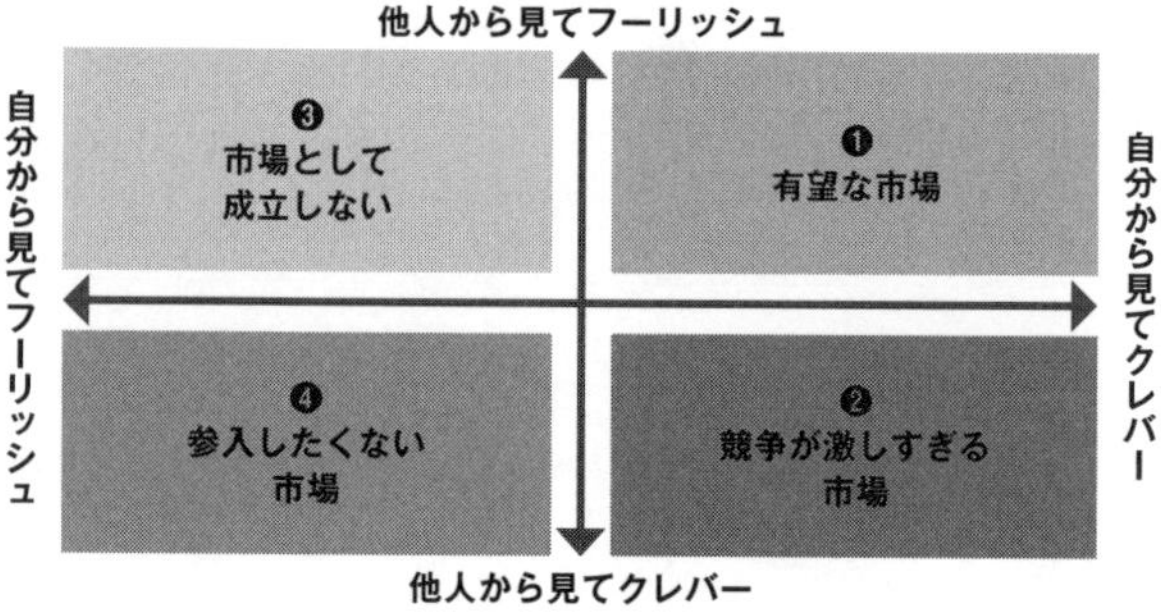

出典:『ダ・ヴィンチ』(2022/12/10)

「クレバー/フーリッシュ・マトリクス」。直訳すれば、クレバーとは賢い、フーリッシュとは愚かという意味です。イーロン・マスク氏が判断軸としているものは、クレバーが挑戦に値すること、フーリッシュが挑戦する価値がないこと、と考えていいでしょう。

図のマトリクスの4つのゾーンのうち、イーロン・マスク氏が重視するのは❶です。他人から見ると愚かに思えても、自分にすれば賢いと思えるものこそ、事業として成功の確率が高く、優先的に取り組むべき市場というのが、彼のモビリティの高さなのです。

「アニマルスピリッツ」を呼び起こす方法

「イーロン・マスク氏はいうに及ばず、アニマルスピリッツといわれても、自分は野心なんてそれほど持っていないし……」

そんな人もいるかもしれませんね。

こうした考えに及ぶのは、実は脳の働きが大きく関係しています。

アニマルスピリッツを持っていないと考えてしまうのは、意外なことに脳が正しく働いていているためなのです。野心的に動けない人の脳とは、前頭葉が指示通りに機能して、抑制が利いてしまっている状態の脳のことです。

たとえば、「なぜ、日本人はすぐに決断し、行動に移せないのか」という議論がたびたびなされていますよね。ですが、この理由も真面目な日本人が決まったルールや周囲の目を気にするところからきているのです。

「こんなことやったら周りにバカにされるかもしれない」

「どうせ出る杭は打たれるのだから、じっとしておくほうがいい」

こうした考えが脳の抑制となり、新しい行動にブレーキをかけているのです。


脳のモビリティを高めて新しい行動を生み出すためには、自分の中に眠るアニマルスピリッツを呼び起こす必要があります。

では、いったいどうすればアニマルスピリッツを呼び起こすことができるのか。そのための手掛かりが前頭葉の脳の抑制にあるのです。

人間の脳というのは、行動しようとする脳と行動を抑制しようとする脳がせめぎ合っていて、アニマルスピリッツを呼び起こすためには、脳の抑制を外せるかどうかにかかっています。これを「脳の脱抑制」といいます。

新しいチャレンジをしたいけれども、なかなか行動に移せないと悩んでいる人は、決して行動することが苦手なわけではなく、脳の抑制の外し方が苦手なだけなのです。それはある意味当然のことです。なぜなら、脳の抑制の外し方を学校や会社で学んだり、実践していないからです。

そこで、脳科学者として、皆さんのアニマルスピリッツを呼び起こすために、脳の抑制の外し方を伝授いたしましょう。

とはいうものの、脳の抑制はほとんど無意識下で起こっているのが少々厄介なところです。自分自身も気づかないうちに、脳が勝手に、動かない、やらないという判断をしてしまうからです。

そこで大事なのが、**周りを気にせず動く勇気を持つ**こと。脳の抑制がかかってしまう大抵の場合、周りの声や評価を意識することで、脳が身構えてしまうことが多いといえます。

たとえ、周りから「あいつはバカなことをやっている」と思われようが、おかまいなし！　そんな勇気を持って動いてみてください。私はその勇気こそがアニマルスピリッツを呼び起こし、脳のモビリティを高める原動力になると考えています。

結局のところ、倫理的なことを除けば、正しいとか間違っているというのは、結果が出たときにしかわかりません。**すべてのことは勇気を持って動いてみなければわからないのです。たとえ失敗しながらでも、恥をかきながらでも、自分から主体的に行動する勇気を持ってみてください。**

ザワザワとした「こうしたい」という要求がわきあがってきたらチャンス。あなたの心の欲求にアニマルスピリッツが目覚めるかもしれません。

「自分への無茶ぶり」を実践すると脳が喜ぶ

私自身、常に毎日トップスピードで働くことができています。

それこそが、私のモビリティのバロメータだと感じています。

なぜなら、私は長年の経験から脳のモビリティを高めるある効果的な方法を編み出したからです。

それは、**「自分への無茶ぶり」**というものです。

新しい行動に移せない人の弱点として、基礎的な体力が足らないということが挙げられます。なぜなら、普段の仕事に忙しく動き回っている人がほとんど。それ以外のことになかなか体力を使う気分にはなれないからです。

もちろん、私のようにランニングといった運動で体を鍛えて体力をつけることができればベストですが、それができない人のために、この自分への無茶ぶりを日常生活に取り入れることが、脳のモビリティを高める布石になり得るのです。

無茶ぶりというのは、自分のこれまでの経験値によって決められるわけですが、脳のメカニズムから見ても有効な手段だといえます。

というもの、脳の「ドーパミン」という報酬系の神経伝達物質は、無茶ぶりによって、自分が越えられるかどうかわからない、まさにギリギリのハードルを越えたときに出るからです。

私自身は、小学校のときからずっと自分への無茶ぶりを実践していました。

「テストは制限時間の20分前には終わらすぞ」

「英語の原書をたくさん読んでみよう」

このように、**自分への無茶ぶりをして、どんなことにもトップスピードで取り組むのです。**

それができれば脳が喜び、また同じ喜びを味わおうと自分への無茶ぶりをするのが癖になる。大人になったいまでさえ、「この仕事は10分で終わらせるぞ！」「次の仕事先まで30分で歩いてみよう」など自分への無茶ぶりを通じて私は脳のモビリティを高めているのです。

こうした自分への無茶ぶり、実はちょっとしたコツが必要です。

無茶ぶりをするハードル設定を、自分がクリアできるかできないかというギリギリの課題がベストだといえます。

注意してほしいのが、ハードル設定を上げすぎないこと。人間の脳も体も、やはり負荷をかけすぎてしまえば、ストレスを感じたり、嫌になってしまうものだからです。逆に、簡単にクリアできる課題であればハードルを上げる。そうしなければ、脳も身体もたちまち退屈してしまうからです。

これを何度もくり返していくことで、それまでギリギリのハードルだった課題が徐々に楽になってくるはず。これがいい無茶ぶりをつくるコツです。

私がさまざまな人を観察している中で、脳のモビリティが低い人というのは、ついつい自分を甘やかしてしまう人です。その原因として、大抵まちがった負荷を脳や身体にかけてしまって失敗の連続、それがトラウマとなっていることにあります。ですが、やはり脳や身体に負荷をかけなければ、モビリティを高めることはできません。

多くの人が誤解しているのぱ、自分への無茶ぶりで脳や身体に負荷をかけるというのは本来楽しい作業なのです。なぜなら、自分の成長を最も実感できる機会だからです。

脳に有効な「ゲーミフィケーション」の取り入れ方

「どうも、自分への無茶ぶりはハードルが高すぎる……」

そんな人のために、とっておきの方法を伝授しましょう。

それは、「ゲーミフィケーション（gamification）」です。

ゲーミフィケーションとは、ゲームが持つ楽しさや夢中にさせる仕組みを仕事や勉強に取り入れようという考え方です。

このゲーミフィケーションも脳が報酬を得ることができるので、脳をうまく活性化させてモビリティを高めるための方法として有効です。

たとえば、新しい仕事の依頼が来たとき、目標とする時間や分量を設定し、「この仕事はあと何分で終わらせよう」「ここまでのデータをまとめてから休憩しよう」ななど、**ゲームの形に置き換えて楽しみながら取り組んでみる。すると、脳の報酬系が刺激されて行動力がアップする**のです。

無茶ぶりもそうですが、私自身、すでに子どもの頃から、勉強にしても遊びにしても、このようにゲーム化して夢中で楽しむという知恵を自然と身につけていました。

たとえば、私がこのゲーミフィケーションを取り入れたのが読書でした。

読んだ本の数をグラフにしたのですが、グラフになっているというのは、「今年になってこれだけの本を読むことに成功した！」と、脳にとっての大きな励みになったのです。

また、ランニングにしても「連続〇日で走ることができた！　自己ベスト更新！」などと、記録をつけるのが好きでした。子どもながらにそういったゲーミフィケーションをしていたことが、大人になったいまでも役に立っていることはいうまでもありません。

このゲーミフィケーションにおいて欠かせない要素というのは、**目標設定に対して成功（勝ち）と失敗（負け）を明確にする**ことです。

いまの私でいえば、原稿を執筆するときに「何時までに終わらせたら成功！」としたり、「今日のランニングは10キロ走れなければ失敗」としたりしながら、ゲーム感覚で取り組むことでゲーミフィケーションの効果を得られています。

このように、まず成功と失敗を自分で定義するということが大事なポイントになってきます。そうでなければ、そもそもゲーミフィケーションが成立しないからです。成功と失敗の分岐を自分でしっかり定義するのがゲーミフィケーションにおける極めて重要なテクニックになるということです。

自分で目標を決めて成功と失敗の分岐を自分でしっかり定義しておき、達成したときの満足感を得ることで脳のモビリティを高めていくというわけです。

実は、こうしたゲーミフィケーションを取り入れていて、「勝ち負け」にこだわって成長し続けているのがトップアスリートと呼ばれる人たちです。

トップアスリートたちは、勝利のため、自己ベストを更新するため、毎日過酷な練習を欠かしません。言い替えればそれは、昨日の自分に勝つというゲームでもあります。こうした「勝ち負け」という感覚が、アスリートとしての成長に大きな役割を持つことを彼らは知っているのです。

皆さんの仕事にもこうした、「勝ち負け」「自己ベスト更新」を目指すことで大きな達成感を感じることができるはずです。こうした達成感が脳のやる気を促進し、モビリティを高めていくことは間違いありません。

「エブエブ」モードで生きてみませんか

唐突ですが、ここで一つ、私がおすすめしたい、とっておきの映画を紹介したいと思います。

それは、『エブリシング・エブリウェア・オール・アット・ワンス』(原題：Everything Everywhere All at Once)です。

破産寸前のコインランドリーを経営するごく普通の中年女性が、突然いくつもの並行世界(マルチバース)にトリップしてしまいます。

「全宇宙に悪がはびこっている。止められるのは君しかいない」と告げられ、特殊能力を手に入れた彼女は、世界を救うためにマルチバースを股にかけて奮闘する、

2023年の第95回アカデミー賞で作品賞を含む最多7部門を受賞したアクションエ

ンターテインメント大作です。

なぜ、この映画をおすすめしたいのか。

もちろん、映画鑑賞で英語力がアップするということもあるのですが、実はもう一つ大事なポイントがあります。それは、この映画には本書の根幹である脳のモビリティを鍛えるヒントが隠されているからです。

エブリシング・エブリウェア・オール・アット・ワンス。

これを日本語に訳すと、「すべてのことをすべての場所でやる」という意味になります。

私は、このエブリシング・エブリウェア・オール・アット・ワンスという題名、**通称「エブエブ」のモードで生きることが、脳のモビリティを高める秘訣**だと考えたのです。

すべてのことをすべての場所でやる＝「エブエブ」モード。

何を隠そう、この「エブエブ」モードを実践しているのが私自身でもあるのです。

私は現在、ソニーコンピュータサイエンス研究所で研究し、東大の客員教授や屋久島おおぞら高等学校の校長、テレビやラジオ番組のMCやネットメディア、そしてこのように本の執筆など、あらゆる場所であらゆる仕事をこなしています。それらの中には、当然ながら新しいチャレンジも多く含まれています。

このように、「エブエブ」モードであらゆる場所であらゆる仕事をこなすことによって、脳のモビリティに磨きがかかってくるというわけです。

皆さんもこんな経験したことがあるはずです。

一日中タスクに追われ、会議や取引先との打ち合わせなどあちこち動き回って、その日の仕事が終わるころにはヘトヘトになってしまった……。

このように、あらゆる場所であらゆる仕事をこなすというのは、脳にも身体にもそれなりの負荷がかかるものです。

ただ、私もそうだったのですが、このように「エブエブ」モードで日々の仕事に取り組んでいると、ある瞬間からヘトヘト感がどこかに消えて、「あー、今日もやり切ったな！」というような、何か心地よい疲労感とともに充実感や達成感を味わえるようになっていきました。

それはまるで、フルマラソンを完走したときの感覚に近いといえます。これこそが、まさに「エブエブ」モードで脳のモビリティが高まった証拠なのです。

時代はまさに「エブエブ」モード！

今年は、この言葉を流行らせたいと思っています。

少しでも何かを達成したら自分を褒めよう

「茂木さんは、常にエネルギッシュに動き回っていますね」

これは、私と仕事をしている人たちからよくいわれることです。

たしかに、その日のスケジュールにもよりますが、一日、平均にしてだいたい20から30くらいのタスクを朝から晩までこなしています。いつ、どこで仕事するにしても、どんな仕事にしても、ほぼ途切れなく続いていくのが脳を活性化させる究極の境地だと私は考えています。なぜなら、これからの時代はよりダイナミックに行動しなければ輝けない時代になってきているからです。

そうした時代を生き抜くための方法が、まさに私にとっての「エブエブ」モードだといえるわけですが、こうしたエネルギッシュな一日を過ごせているのは、やはり日々運動していることの効果だといえるでしょう。

さまざまな選択肢が増えている現代社会において、「運動ができている」というのは、ある意味では人生を成功させる一つの指標といっても過言ではないからです。

脳科学の視点からも、私のように朝のランニングという運動習慣を持っていると、脳の根本的な活性度合いが違ってくるのは確実です。なぜなら、ランニングにしてもどんな運動にしても、身体にも負荷がかかりますが、当然ながら脳にもしっかりと負荷がかかっているからです。

脳の前頭葉には、「努力する回路」とも呼ぶべき部位があります。

たとえば、ランニングで息が上がってきて苦しくなったときでも、止まらずに頑張って走り続けることで、その回路が活性化されていくのです。つまり、これを習慣化することで脳に耐久性が生まれ、一日の仕事にしても息切れすることなくエネルギッシュに取り組むことができるようになるというわけです。

このようなことからも、やはり運動を習慣化したほうがいいというのが脳科学者としての意見なのですが、真面目な人ほど運動を習慣化できなかったときに、「ああ〜、やっぱり続けられなかった」と諦めてしまうことがあるのではないでしょうか。

そんなときは、**「昨日までのことは忘れて、今日からまたベストを尽くせばいい」という気持ちを持つことが、運動を習慣化できるかどうかの非常に大きなポイント**になってきます。

このような「ベスト・エフォート（最大限の努力はしてみる）」という考え方で、完璧を求めずに、ちょっとでも何かを達成したら自分を褒めてあげる。けっして完璧主義ではなく、自分のできる範囲でベストを尽くし、確実に何かを積み上げていくのです。

これもまた脳のモビリティを高める秘訣でもあります。

少しでも何かを達成した自分を褒めるということは、実は脳にとって極めて大切なことです。たとえ自分の目標としていることからまだ遠い段階の小さな一歩ずつであっても、足踏みをしているよりは絶対にいいはずです。

とにかく一歩でも前に進んだほうがいいという判断ができれば、それが目標へ到達するためのベスト・エフォートなのです。

もちろん、なかなか目標に到達できないこともあるでしょう。現在地からはまだ遠くにある目的地に行こうとしているとき、一歩だけ進んだとしても、どれくらい近づいたかわからないかもしれません。

でも、進まないよりは進んだほうが、確実に目的地に近づいていることは間違いありません。

第3章

「運動ＩＱ」が高い人には3つの特徴がある

「賢い人」のイメージはプロサッカー選手の時代に

この章では、脳のモビリティをさらに高めるための「運動ＩＱ」について解説していきます。

その前にブレイクタイム。ちょっとしたクイズを出題したいと思います。

Q．先におこなわれた、東京オリンピック２０２０大会において、アメリカのハーバード大学在校、または出身のオリンピック選手は何人いたでしょうか。

次の３つから選んでください。

A．０人
B．６人
C．16人

正解は、「C」の16人です。

この数字を、「意外だな」と思われた方も多いのではないでしょうか。

実は意外どころか、アメリカの超名門といわれるハーバード大学からは、これまで200人以上のオリンピック選手を輩出しているそうです。

さて、話は変わりますが、私は現在、日本語と英語のバイリンガル教育や、「国際バカロレア」準拠の教育をする関西国際学園のカリキュラム・ラボ顧問をしています。

国際バカロレア（IB：International Baccalaureate）とは、世界の複雑さを理解し、対処できる生徒を育成し、また未来へ責任ある行動をとるための態度とスキルを身につけさせるとともに、国際的に通用する大学入学資格（国際バカロレア資格）を与え、大学進学へのルートを確保することを目的として、1968年に設立された国際的な総合教育プログラムです。

こうした教育方針に感銘を受け、私は関西国際学園のカリキュラム・ラボ顧問を務めているわけですが、この学校の生徒や先生と話していると、**いま世の中で「賢い人」のイメージとして、スポーツ選手が挙がることが非常に多くなってきているのに驚きます。**特に、その典型的な存在がプロサッカー選手です。

いまの子どもたちは、世の中で賢い人のイメージとして、医者や弁護士ではなく、スポーツ選手を挙げる時代なのですね。

実際に、プロサッカー選手として私がお会いした中で、「この人は賢いな」と感じたのが、元日本代表の中田英寿《ひでとし》さんです。

ワールドカップ3大会に連続出場し、日本のサッカー界に大きな影響を与えたサッカー選手である中田さんは、高校時代、全国大会出場や年代別の日本代表に選出される実力もさることながら、学校の成績も常にトップクラスだったといいます。

そんな中田さんは、当時Jリーグの12クラブのうち、実に11クラブが獲得に乗り出すほどの実力で、プロサッカー選手としての道を歩みだしました。

日本が初めてワールドカップ出場を決めた１９９８年のワールドカップ・フランス大会では、弱冠21歳でありながらすでに代表チームの中心的な選手として活躍。その後イタリアへと渡りますが、私が驚いたのは中田さんの圧倒的な語学力です。最初のシーズンでは、通訳を介してのコミュニケーションが多かった中田さんでしたが、２年目以降は流ちょうなイタリア語を披露していました。ちなみに、中田さんは英語も堪能なようです。

２００６年のワールドカップブラジル大会を最後に現役を引退した中田さんは、現在起業し、日本酒を中心としたあらゆる日本文化についての情報発信やイベントや企画などに幅広く携わっているそうです。

続いて挙げたいのが、本田圭佑《けいすけ》選手です。

本田選手とは何度も仕事でご一緒する機会に恵まれているのですが、「この人はほんとうに賢いな」といつも感心しています。

本田選手は高校卒業後、Jリーグの複数のチームからオファーを受け、名古屋グランパスエイトに入団。その後、オランダ、ロシアのクラブを渡り歩き、イタリアの名門ACミランに移籍し、「10番」を背負ってプレーしました。

そんな本田選手は、グローバルなプロサッカー人生を歩んでいるのが興味深いところです。アジアをはじめ、ヨーロッパ、北・中米、オセアニア、南米と、サッカーの盛んな世界6地域中5地域のプロリーグでプレーし、しかも得点を決めています。日本代表での活躍についてもはや説明は不要ですが、日本人初となるワールドカップ3大会連続ゴールを決めています。

そんな本田選手はプロサッカー選手として現役を続けるかたわら、もう一つの顔を持っています。それは、実業家としての顔です。

自身がプロデュースするサッカースクールの運営や音声サービス「NowVoice（ナウボイス）」の運営、海外のクラブチームのオーナー、さらにはスタートアップ企業への投資など、実業家としての活動の幅を世界中に広げているのです。

一流のサッカー選手が持つ「遂行機能」とは？

中田さんや本田さんのように、世界に通用する一流のサッカー選手としてのキャリアを歩みながらも、実業家としても大きな成功を収めている。これはやはり、賢い人のイメージが出身大学やペーパーテストの点数では決まらない好例といえるかもしれません。

何より、世界で活躍するトップレベルのサッカー選手には、技術面や体力面、さらにはメンタル面だけでなく、知性も必要であることはいうまでもありません。なぜなら、試合の流れを読み、適切なポジショニングでプレーをすることで勝利を重ねているからです。

ではここで、プロサッカー選手にまつわる興味深い研究を紹介したいと思います。スウェーデンのストックホルムにあるカロリンスカ研究所のプレドラグ・ペトロヴィッチ氏を中心とする研究チームが科学誌『PLOS ONE』に発表した研究論文によれば、一流のサッカー選手は選手でない被験者に比べて思考が明晰、迅速、かつ柔軟であることが明らかになったといいます。さらに、サッカー選手の「遂行機能能力」は、その選手が達成したゴールおよびアシストの数と相関していたというのです。

ここでペトロヴィッチ氏らの研究チームが着目したのが、「遂行機能」という能力です。

遂行機能とは、先を見通して情況の変化に臨機応変に対応しながら柔軟に行動する能力であり、瞬時に創造性を発揮する、新たな解決策を見出す、素早く作戦を変更するといった能力にあてはまります。

この遂行機能を司っているのは、もちろんいうまでもなく前頭葉です。

さて、ペトロヴィッチ氏らの研究チームは、5カ月間にわたってプロサッカーの男子選手31名、女子選手26名の遂行機能を、あるテストを用いて分析しました。

研究の対象となったプロサッカー選手は、スウェーデンのサッカーリーグのトップ・ディヴィションの6チーム、およびそれより下位のリーグであるディヴィション1の5チームから選ばれました。

テストにおける両群の選手の成績は、いずれも一般の被験者を大きく上回り、中でもトップ・ディヴィションの選手たちは全体の上位5%に入りました。また、トップ・ディヴィションの選手たちの成績は、ディヴィション1の選手たちを上回ったそうです。

研究は次にピッチへと場所を移し、一部の選手が過去3年間に記録したゴール数とアシスト数を追跡調査した結果、年齢やポジションの違いを考慮に入れても、遂行機能テストの成績が優れていた選手は、サッカーでも良好な記録を残していることが明らかになったのです。

こうした研究結果を脳科学的に分析すると、プロサッカー選手として一流になるための**「瞬時に創造性を発揮する、新たな解決策を見出す、素早く作戦を変更する」といった遂行機能は、まさに脳のモビリティの高さを証明しています。**

こうした能力というのは、いわば「運動ＩＱ」に支えられていると私は考えており、現代のビジネスにおいても必要不可欠なものであるといえるのです。

運動ＩＱとは、前章で述べてきた脳のモビリティをさらに高めるためのＩＱ（知能指数）と考えてもらえればいいでしょう。

この運動ＩＱは、単に勉強だけやっていても身につくものではないことをまさに実証しているのです。

ＡＩ時代に求められる「運動ＩＱ」を手に入れるには

ではここから、「運動ＩＱ」で脳のモビリティをさらに高めていく方法を具体的に説明していきます。

従来では、社会の構造が画一的で効率性が求められたため、豊富な知識と頭の回転の速さ、つまり「ＩＱ」が重宝されてきました。

ところが、驚異的なスピードでＡＩが台頭してきたいま、柔軟かつダイナミックに思考し行動しなければならなくなったビジネスパーソンは、いくらＩＱを高めたところでＡＩには到底太刀打ちできません。

そこで必要になってくるのが先に述べた「運動ＩＱ」というものです。

「運動ＩＱ？　自分はとてもじゃないけど持ち合わせていない……」

そんな声も聞こえてきそうですが、実はこの運動ＩＱを手に入れるのは、それほど難しいことではありません。

実際に、運動ＩＱを持ち合わせている人には、ある共通した3つの特徴が挙げられます。

1．出会いを力に変えて活動の幅を広げられる

2．自分の限界を勝手に決めつけない

3．肩書や組織に依存しない

まずは、「出会いを力に変えて活動の幅を広げられる」について、ある事例とともに理解を深めていきましょう。

私がこれまで何度か仕事をご一緒しているなかで、「この人は運動ＩＱを持って生きているな」と感銘を受けた方がいます。

それは、漫画家、随筆家のヤマザキマリさんです。

41歳のときに連載が始まった漫画『テルマエ・ロマエ』によって、漫画家としての快進撃が始まったヤマザキさんですが、「出会いを力に変えて活動の幅を広げた」おひとりです。

ヤマザキさんは幼少期を北海道で過ごすと、10代で単身イタリアに渡り、美術史や油絵を学びます。

その後はイタリアから一時帰国し、大学でイタリア語の講師、ローカルテレビの温泉レポーターやラジオパーソナリティなども務めていたそうです。

それから間もなく、あるイタリア人と出会い、結婚。イタリアで同居していた夫の家族の壮絶ぶりをギャグにして綴ったエッセイ漫画や、古代ローマをモチーフにした漫画『テルマエ・ロマエ』を執筆することになったのです。

大ヒットとなった『テルマエ・ロマエ』の誕生秘話として、ヤマザキさんの夫が歴代ローマ皇帝の名前を全員いえるほどの古代ローマオタクだったそうで、日常会話でも古代ローマの話題が当たり前のように出ることに影響されたとおっしゃいました。

これぞまさに出会いを力に変えて活動の幅を広げた好例といえるでしょう。ヤマザキさんが生み出した『テルマエ・ロマエ』は、2010年にマンガ大賞受賞。2012年には阿部寛さん主演で映画化もされました。

このように、ヤマザキさんはイタリア人の夫との出会いを見事に力に変えて、活動の幅を広げてきたわけですが、こうした出会いを力に変えるというのは誰でも可能であると私は考えているのです。

出会いを力に変える「セレンディピティ」の身に付け方

では、出会いを力に変えて活動の幅を広げるために、どのようなことを心がければいいのか。そのキーワードは「セレンディピティ」です。

これまで、私の著書でもたびたび取り上げている「セレンディピティ」ということの言葉について解説していきましょう。「セレンディピティ」とは、「思いもよらなかった偶然がもたらす幸運」を意味します。

行動主義心理学において、「結局は行動にしか意味がない」ということが提唱されており、そこから遡《さかのぼ》って物事を考えていく必要があると述べられています。

いうまでもありませんが、私たちは自分自身の「自由意志」によって、日々の行動を取捨選択したり、人生の大きな決断をしたりしています。

誰かに働かされているわけでも、勉強させられているわけでもありません。すべて自分が選んで決めたことに取り組んでいるはずです。

とはいっても、人生の大切なことは自分ではコントロールできないことが多いのも事実です。

ところが、人間の脳というのは「何が起こるかわからない」という状態が実は好きなのです。

最新の脳科学では、このセレンディピティは人間が能動的に生きるためのキーワードとして注目されています。それはすなわち、運動IQを手に入れて脳のモビリティを高めることにもつながるのです。

これは何度も申し上げていることなのですが、このセレンディピティを身につけるのはけっして難しいことではありません。

セレンディピティは、「行動」「気づき」「受容」という3つのサイクルを回していくと、誰でも身につけることができるからです。

まずは「行動する」こと。すべては行動を起こすところからはじまります。

次に、何かに出会ったら、そのことに「気づく」こと。気づきに必要なのは心の余裕です。目標を立てて毎日がむしゃらに働くのはいいことですが、目標ばかりに目を向けてしまうと気づきは生まれません。

そして最後に、出会ったものに気づいたら、それを「受け入れる」こと。偶然出会ったものは、もしかしたら自分の世界観とは異なるものかもしれませんが、それでも、柔軟な発想ですべてを受け入れるのです。

重要なのは、偶然の幸運に巡り合ったとき、それを間違いなく自分のものとして繋ぎ止め、行動を起こせるかどうかです。

「行動」「気づき」「受容」という3つのサイクルがセレンディピティという能力を高めていき、出会いを力に変えて活動の幅を広げる大きなポイントとなるわけですが、そのきっかけはやはり行動する＝モビリティであると肝に銘じてほしいと思います。

仕事においても、人生においても、まずは行動することに意味がある。脳科学的なアプローチからいえば、行動しながら考えればいいということ。悩んでいる時間と行動している時間とでは、ほとんどの人は、おそらく悩んでいる時間のほうが長いはずです。

ですが、そこは明確に割り切って、行動する方向にシフトしたほうが、脳の働きから考えても好ましいことが多いのです。

自分の限界を決めずにガラスの天井を突き破ろう

運動ＩＱを手に入れる方法の二つめは、「自分の限界を勝手に決めつけない」です。

この話をするとき、私はよく「ガラスの天井」という言葉を使います。

これは、「自分にはムリ」「自分ではさすがに限界がある」といったように、自分自身の限界を勝手に決めてしまうということを意味しています。

しかし、こういった思い込みというのは往々にして何の根拠もありません。

ここで危険なのが、「自分にはできない」という勝手な決めつけこそが、脳が自分の可能性を追求することを抑制してしまい、動けなくなってしまうことです。

こうした思い込みは、運動ＩＱを手に入れるための足かせになることはいうまでもありません。

そこで、こうした脳の抑制を外すための心構えとして、普段から限界を決めつけず、ガラスの天井を突き破るマインドを持つことなのです。

では、どのようにガラスの天井を突き破ればいいのか。

それは、**「どんなことだって、やってみなければわからない！」と、自分の考えと態度を変えて動くこと。それに尽きます。**なぜなら、私たちの脳というのは、困難で不確実、リスクやプレッシャーがあるときにこそ、その底力が試されるものだからです。

お笑い芸人の玉袋筋太郎さんが、「たけし軍団」にいかにして入ることができたのか。この有名なエピソードをここで紹介したいと思います。

師匠であるビートたけしさんと玉袋さんとの出会いは、人気深夜ラジオ番組「ビートたけしのオールナイトニッポン」でした。

玉袋さんは放送日になると、ニッポン放送の前でいわゆる〝出待ち〟をしていたといいます。そこには弟子志願の人やたけしさんのファンという出待ちの人たちがいつも1000人くらい殺到していました。玉袋さんは、ただそこで出待ちしていてもたけしさんの目に留まらないと考え、ある行動に打って出たのです。

深夜3時に放送が終わると、たけしさんがいつも軍団のメンバーを集めて四谷の焼肉屋で打ち上げをしているという話を番組でポロッと話したことを聴き逃さなかった玉袋さんは、仲間とその焼肉屋の前で待ち伏せすることにしたのです。

すると、「おお、あんちゃんら何やってんだよ。生ビール飲んでくか？」とたけしさんは当時高校生だった玉袋さんに毎回声を掛けてくれたのです。ただ、図々しいと思われたくなかった玉袋さんは、たけしさんの誘いを断っていたそうです。

そんなあるとき、いつものように焼肉屋の前でたけしさん待ちをしていると、たけしさんから「あんちゃんら、飯食ってけ」と。

玉袋さんはこうしてたけしさんに顔を覚えてもらえたのです。

玉袋さんは、本当はたけしさんの弟子になりたいけどいえないという悶々とした気持ちを抱えたまま、すでに夏休みには就職が内定していました。

するとたけしさんが、「お前、高校卒業したらどうするんだ?」と話をふってくれたのです。

「就職して、働きます」と伝えた玉袋さんに、たけしさんがひと言、「そこはよ、3カ月で辞めて俺のところに来ねぇか」と、何とたけしさんからスカウトされたのです。

私たちは普段、どうしても自分の限界やリミットを勝手につくり出してしまいがちですが、**「自分の限界なんて勝手に決めてはいけないんだ」「ダメ元でも動いた者勝ち!」**といったマインドセットを持つことが何よりも大事なのかもしれません。

チャレンジするのに「やる気」は必要ない

玉袋さんのエピソード、いかがでしたでしょうか。

たけしさんの懐の大きさも窺《うかが》える実に感動的なエピソードですが、玉袋さんのこうした運動IQこそ、モビリティを高める秘訣のような気がしています。


ここでもう一つ、多くの人が誤解していることを述べておきたいと思います。

自分の限界を超えて新しいことにチャレンジするとき、こんなふうに考えることはありませんか?

「今度こそ、やる気を起こしてチャレンジしてみよう!」

一見すれば、何だかどんなことにもチャレンジできそうな気迫がひしひしと伝わってきます。

多くの人にとって、自分の限界を超えてチャレンジするというと、いかに「やる気スイッチ」を入れるかが、大きな問題になりがちです。

ですが、脳科学者としての私の考えは、ちょっと意外なものかもしれません。

自分の限界を超えて何か新しいことにチャレンジしようとするとき、実はこの「やる気」という特別な感情はまったく必要ないのです。

何を隠そう、私がこれまで自著やユーチューブなどで常々提唱しているのは、**「やる気不要論」**です。

なぜなら、「やる気がなければ、自分を変えることができないし、何も始められない」と思っている人は、ほぼ例外なく、やる気がないということを何かを始められない言い訳にしている場合が多いからです。

これが、私たちの脳が勝手に限界をつくってしまう一つの要因でもあるのです。大抵の場合、「やらない自分」「やれない自分」について、「いまはやる気が起こらない」、あるいは「やる気さえ手に入れたら、やるのに」と言い訳しがちです。これが自分に対する甘えにつながるのです。

「自分は、やる気スイッチが入らないとやれないんだ」

こうした勝手な思い込みは、脳科学的な見地からいっても、脳が勝手につくり出している幻想にすぎません。

そういった心構えでは、いつまでたっても何も始めることはできませんし、自分の限界を超えることもできません。

むしろやる気というのは、ときに仕事や勉強でチャレンジするためのマイナスになってしまうことさえあるのです。

私たちの仕事や勉強におけるパフォーマンスは、日々の努力や習慣によって成り立っています。

そう考えれば、モビリティを高めるためのやる気という特別な感情は、脳自体は必要としていないということがよくわかるのではないでしょうか。

また、自分の限界を決めずに何か新しいことにチャレンジするというと、「これは自分にとっては大きなチャレンジなんだ」と身構えたり、意識しすぎたりしがちです。でも、それではチャレンジ自体が上手くいかなくなってしまうことが多いといえます。

ここで大事なのは、平常心を持ってひたすら動き続けること。それこそが運動IQを手に入れるということの本質でもあるのです。

それは登山のように、平常心を保って入念に準備してから山に挑むことが、人を山頂に到達させると同じことなのです。

脳の強化学習によって「ドーパミンサイクル」が回り出す

「自分の限界を超えたチャレンジが成功した！」

そんなとき、脳が大きな喜びを感じて神経伝達物質であるドーパミンが分泌されます。

人間の脳は、ある行動をとったあと、脳のなかでドーパミンが放出されると、その行動が強化されるという性質を持っています。それは、いままでの自分では成しえなかった新しいチャレンジに成功するといったことも同じです。脳がこうした喜びを実感できると、ますますその行動をくり返したくなるというわけです。

たとえば、仕事が順調に進んでいるときや、勉強がはかどっているときに、脳のなかではこのドーパミンが分泌されています。しかも、このドーパミンが分泌されると、脳はことあるごとにその行動を再現しようとするので、快感を生み出す行動が次第に癖になり、次のチャレンジがより成功へと近づきます。

また、ドーパミンが多ければ多いほど、あなたの脳は喜びを感じているので、次第により難しいチャレンジを求めていく。それによって運動ＩＱを手に入れることにつながる。これが、私たち人間が持っている一つの才能である、「脳の強化学習」というものです。

脳の強化学習とは、ある行動をくり返して物事が上達していくこと。こうした脳の強化学習によって、「ドーパミンサイクル」が回り出します。またうれしいことに、ドーパミンサイクルは、軌道に乗って調子が出てくると、あとは勝手に回ってくれる性質を持っています。

そこで、まずはどんなことでもいいので、このドーパミンサイクルを1回転回すためのイメージトレーニングをしてみてください。その秘訣は、「チャレンジをいかに楽しめるかどうか」にかかっています。

皆さんも、ここで一度思い返してみてください。

おそらく、実際にうまくいったチャレンジというのは、心から楽しんでやっていたのではないでしょうか。また、**自分の限界を超えられる人、チャレンジ精神が旺盛な人というのは、たいていビジネスにおいても人生においても「それ自体」を楽しんでいる人が多い**といえます。

実際に、私自身の経験からも、「これは新たな自分になるチャレンジなんだ」と緊張したり、身構えてしまうと、やはりうまくいかないことが多かった気がします。

私たちの脳というのは、頭のなかでさまざまな問題ばかり考えてしまう傾向があります。ときに、それがチャレンジする気持ちを妨げてしまうことすらあるのです。

そこでまずは、チャレンジ意識を「楽しみながらやる」、その点に集中することから始めてみてください。

【図8】ドーパミンサイクル

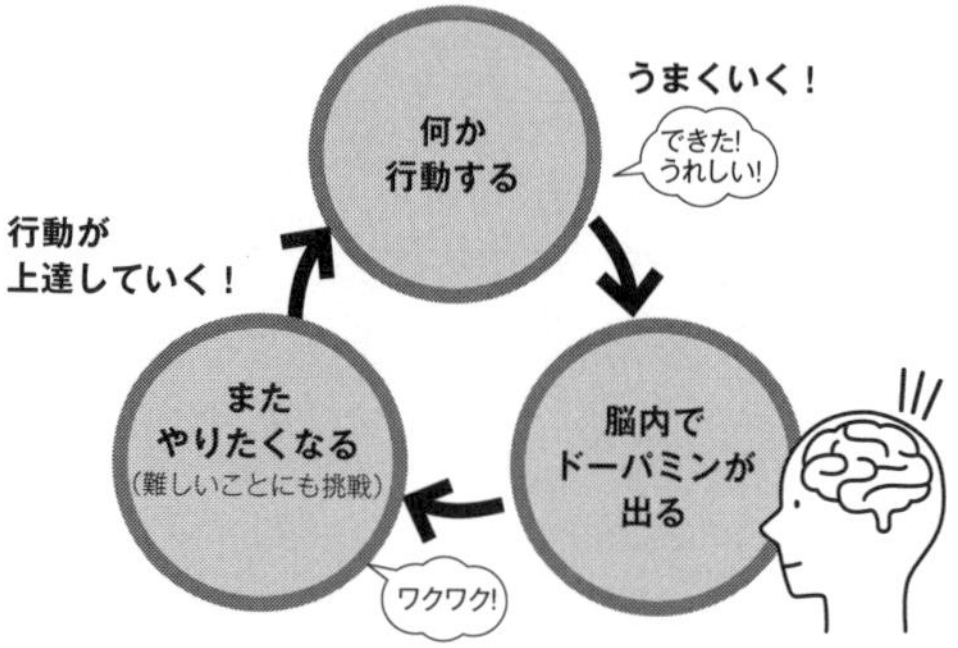

ビジネスの世界では、しばしば結果がすべてと捉えられがちですが、私は結果だけがすべてとは思いません。

なぜなら、「結果を出すことがチャレンジなんだ」と捉えてしまえば、余計な雑念がチャレンジの阻害要因となり、結果的にうまくいかずドーパミンサイクルを回すことができないからです。

ゆっくりでもいいので、確実に目の前の一つひとつ、達成感や喜びを積み重ねながらチャレンジすれば、ドーパミンサイクルがきっと回り出すはずです。

偏差値というモノサシがチャレンジを阻害している

以前、ある意識調査で、「日本の若者は世界で最もチャレンジしない」ということを耳にしたことがあります。私はこの調査結果を聞いて、「若いうちにチャレンジができないなんてもったいないな」と思いました。

なぜ、日本の若者がチャレンジできないのか。その原因の一つに、偏差値入試という問題があると私は考えています。

若者に限らず、多くの日本人が学歴や企業ブランドといった、何かの〝お墨付き〟を求めていることは否めませんが、価値観が多様化し、かつＡＩが進化している現代においては、人間の能力にはさまざまな個性があるということを肝に銘じるべきです。

ところが、いま若者の大半は偏差値や学歴で将来が担保されると勘違いして、偏差値という偏った一つのモノサシによって、多様な個性を発揮するチャレンジを恐れてしまっているのです。

だからこそ、日本人の若者は、いつの間にか誰かのお墨付きだけを追いかけることに夢中になってしまったのでしょう。

たしかに、これは脳科学の観点からも合点がいきます。なぜなら、私たちの脳というのは、ある一定の標準をつくるプロセスにおいては、簡単にチャレンジできるようにできているからです。それがいまの若者にとっての、「いい大学に入る」「いい会社に就職する」といったことです。

ですが、一度その標準がつくられてしまうと、その標準こそが一般的で常識だと受け止めてしまう。つまり、そうした固定観念に何の疑問も持たなくなってしまうのです。これでは、脳のモビリティを高めることはできません。

そこで、**現代社会を生き抜くために必要なのが運動ＩＱ**というわけです。

「普通は」「常識として」などといった口癖を持っている人たちは、自分のなかで勝手に常識の枠をつくり出してしまい、自分の限界を超えるチャレンジができないのです。だからこそ、多くの若者が苦労しているのかもしれませんね。

いくら知識や経験を蓄積しても、こうした自分本位の常識の枠というものが、運動ＩＱを手に入れる阻害要因となってしまうことは、もはやいうまでもないでしょう。

いま、私たちが生きている世界は不確実で、まだ知り尽くせないことがたくさんあります。さらに、ＡＩが発展していく未来はなおさらです。それはつまり、まだそれだけのチャレンジが無数にあって、自分を成長させるチャンスがあるということでもあるのです。

そういった発想の転換をするだけでも、新鮮な気持ちで自分の限界を超える意欲が湧いてくるはずです。

そこで必要になってくるのが、具体的にどのように動けばいいのかという、いわば運動IQを駆使するためのイメージトレーニングです。

それは、「ビッグになりたい」「自分の限界を超えたい」といった漠然としたことではなく、「これをやるには、自分はいま何をやるべきか」という具体的なイメージを持ってみることです。

そして、そのイメージを持つことができたら、頭の中でシミュレーションをしながら全力でチャレンジしてみればいいのです。

なぜなら、**自分の限界を超えるチャレンジをしたときにこそ、脳のモビリティは高まっていく**からです。

自信や価値観こそ脳の「安全基地」となる

運動ＩＱを手に入れる方法の３つめは、**「肩書や組織に依存しない」**ということです。

多くの人が肩書や組織に属していないと自分に自信が持てないのはなぜでしょうか。それを脳科学的に説明するならば、ほぼ例外なく「完璧な自分」を想定して「ここが足りない」「あれが足りない」というマイナスのチェックリストをつくり出してしまっているからです。

人生で大事なのは、百点満点の自分でいること――。

そんなふうに考えてしまう人に、自信を持って新しいチャレンジしてもらえるように私が提案したいのが、脳の「安全基地」をつくるということです。

安全基地とは、もともとアメリカの心理学者であるメアリー・エインズワース氏が

1978年に提唱した、「人間の愛着行動」に関する概念です。

エインズワース氏によっておこなわれた、愛着理論に基づく「ストレンジ・シチュエーション法」というものがあります。

ストレンジ・シチュエーション法とは、子どもと母親との愛着の度合いや、乳児の発達を明らかにするための実験観察法です。


まず、知らない場所のプレイルームで、母親と一緒にいる子どもがどのような行動をとるかを観察し、記録します。

次に、母親がその場所から退出し、見知らぬ人がやってきたときに子どもがどのような行動をとるかを観察し、記録します。

最後に、見知らぬ人がその場から退出し、ふたたび母親が戻ってきたときに子どもがどのような行動をとるか、観察し、記録します。

その結果、見知らぬ場所でも、子どもは母親がいれば安心して遊び、見知らぬ人が入ってきて母親が退出したときには不安を示しますが、母親が戻ってくるとすぐにまた安心してふたたび積極的に遊びだします。

このように、子どもは母親を安全基地として認識し、「拠《よ》りどころ」とすることを通して探索活動に熱中できるようになるということを究明したのです。

こうした安全基地の研究は、子どもの愛着行動のみならず、人間の行動力を説明する重要な概念として、脳科学の世界でも注目されています。

つまり、安全基地というのは、積極的にチャレンジするために必要な一段目のベースキャンプのような役割を担うと考えていただければいいでしょう。

では、ここからが本題です。

私たち大人にとって、安全基地となり得るものは何でしょうか。肩書？　それとも一流といわれる企業や組織に属していること？

いいえ、それは違います。

【図 9】学歴や肩書は安全基地にならない

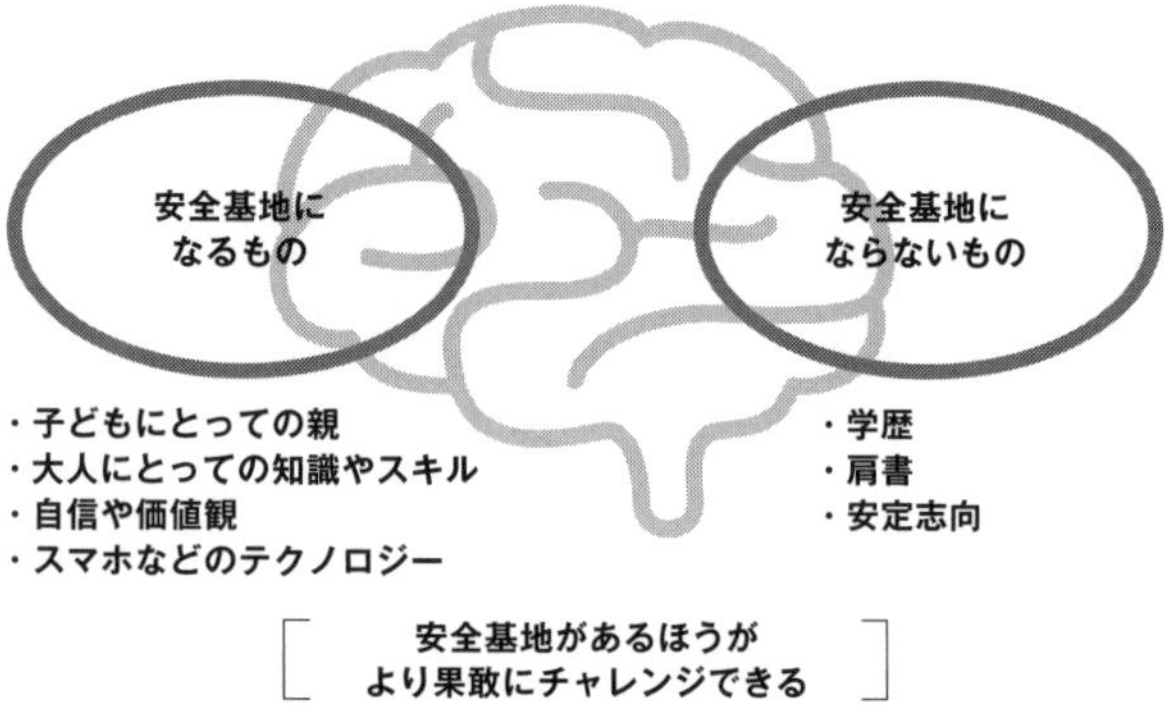
安全基地に
なるもの
安全基地に
ならないもの
・子どもにとっての親
・大人にとっての知識やスキル
・自信や価値観
・スマホなどのテクノロジー
・学歴
・肩書
・安定志向
安全基地があるほうが
より果敢にチャレンジできる

AI時代における安全基地とは、個々の自信や価値観などです。これこそが運動IQの指標ともなるのです。

私たちの脳は、自分の自信やスキル、経験、価値観などの揺るぎない安全基地があるからこそ、臆することなく不確実性に向き合え、どんなことにもチャレンジできるようになるのです。

不確実なものに不安を感じている人や、自分に自信が持てないという人は、一度自分の安全基地を見直すことによって、いろいろなことに自由にチャレンジできるようになるはずです。

本物の安全基地を見つけた国山ハセンさん

皆さんが、自分のなかに安全基地を持っているのかいないのか？

それを簡単に判別できるテストがあります。

「あなたは、自分の人生で起こる不確実なことが不安ですか？　それともわくわくしますか？」

この問いに対する答えで、あなたのチャレンジ強度がわかります。

これからの人生で起こる不確実性にワクワクするという人は、自分の中にいまを生き抜くための安全基地があり、チャレンジ精神が旺盛な人だといえます。

その一方で、不安だという人は、これからお話ししていくことを参考にして、ぜひ脳のモビリティを高めるための運動IQを手に入れて、チャレンジ精神を強化してほしいと思います。

意外かもしれませんが、**私たちの脳はもともと何が起きるかわからないということを楽しみとして捉えている**のです。

たとえば、皆さんが旅行に行く日の前夜、ワクワクしてなかなか寝付けない。そんな経験があるのではないでしょうか。その理由は、旅行でどんな経験が待っているかわからない。その不確実性が脳を刺激して、眠れないほど興奮するからです。

ところが、ビジネスの現場ではどうでしょうか。不確実なことや新しいことが苦手な人が多くなるのです。すると、大人の思考はどのように働くでしょうか？　そうです、「安定」です。私たち大人が安全基地とよく勘違いするのが、「安定こそ安全基地である」という間違った考え方なのです。

ちょっと人生をわかり始めた若者も、先に述べた通り、安定と聞いて学歴や組織での肩書といったものを連想するのもそのせいです。

学歴が高い、一流企業に勤めている、肩書があるといった心の拠《よ》りどころは、むしろ個々の限界を決めてしまい、チャレンジ精神の障害となり、脳のモビリティを停滞させてしまう危険すら潜んでいるというのが私の考えです。

もちろん、必ずしも学歴や一流企業の社員であることがいけないといっているわけではありません。

これまで必死に努力をして手に入れた学歴や肩書と同じように、**自分のなかに蓄積してきた知識やスキルを運動ＩＱに変換し、それを安全基地にすれば、新しいチャレンジをすることができ、さらなる高みへと到達することができるはず**なのです。

先日、ビジネス映像メディア「ＰＩＶＯＴ」に参画した国山ハセンさんにお会いする機会がありました。国山さんは、ＴＢＳアナウンサーから映像メディア「ＰＩＶＯ

T」に転職したことが大きな話題を呼びました。

きっと多くの人は、「せっかくTBSに就職したのにもったいないことをしたな」と思われるかもしれませんが、国山さんは毎日が充実していて、本当に転職してよかったと感じているそうです。

アナウンサーという肩書、TBSという大看板。誰もがうらやむような仕事をしていたことはたしかでしょう。

でも、そうした肩書や組織を捨てて、主体的に動き、意思決定をしてメディア制作ができる喜びを感じている国山さんはまさに、このAI時代を生き抜くための運動IQを駆使して、本物の安全基地を見つけたのではないでしょうか。

「座組み」を考えられる人が世界を変える

皆さんは、「座組み」という言葉をご存じでしょうか。

座組みとは、もともと歌舞伎や寄席、演劇などでの出演者の選定や演目構成のことを表す言葉でした。

そこから転じて、ビジネスの世界では組織やプロジェクトに関わる人やその組織体制という意味で使われています。

私は近年ビジネスの現場で感じていることの一つとして、「座組みができる人がやはり運動ＩＱが高いな」ということです。

誰もがうらやむような成功を収めている人は、やはりそのプロジェクトごとに最高のメンバーや組織体制を構成しているものです。

ここで、2つほどその好例を紹介しましょう。

以前、ドキュメンタリー監督の大島新《あらた》さんとテレビ番組でご一緒したことがありました。そのとき、とても興味深い話を私にしてくれました。

それは、大島新さんの父親である大島渚《なぎさ》監督の『戦場のメリークリスマス』の誕生秘話についてです。

『戦場のメリークリスマス』は、太平洋戦争中のジャワ島の日本軍捕虜収容所を舞台に、極限状態に置かれた人間たちの相克を描いた異色のヒューマンドラマなのですが、この映画がいまでも多くの人たちに語り継がれる大きな理由として挙げられるのが、「初めて尽くし」の映画だったことです。

芸人のビートたけしさんが役者として初出演したのがこの作品であり、これがきっかけで映画の世界に飛び出したといいます。さらに、坂本龍一さんも初出演し、初の映画音楽を手掛けたのもこの作品でした。

他にも、戦闘シーンのない初の戦争映画、出演者はすべて男性など、大島渚監督は大胆にも初めて尽くしの映画を自身最大のヒット作にしたのです。
これぞまさに、座組みが生んだ成功事例だといえるでしょう。

そしてもう一つの事例は、日本で初のプロ野球球団「大日本東京野球倶楽部(現・読売巨人軍)」を結成し、プロ野球を日本に根付かせ、「プロ野球の父」と称された正力《しょうりき》松太郎さんです。

正力さんはまさに運動IQの持ち主であり、大衆文化の演出者として立ち振る舞い、大衆娯楽の事業化を図り、大衆の好奇心を見抜く天才でした。

そんな正力さんが「野球人気を高めるためには天覧試合を開催することが必要だ。それも巨人戦で」と宮内庁に再三出向き、「両陛下にプロ野球を観戦していただきたい」と宮内庁と交渉して実現したのが、1959年6月25日、後楽園球場での巨人対阪神戦というあの有名な天覧試合であり、プロ野球人気の起爆剤となったといわれています。

いずれも、大きなイノベーションを起こした事例ですが、これらに共通するのが「座組みを考えた人」の成功事例だということです。

大島渚監督は映画という世界で、正力松太郎さんはプロ野球という世界で、それぞれが最高の座組みを考え、その世界を大きく変えていったのです。

映画やプロ野球という世界に限らず、いまの世の中こそ、プロジェクト型のビジネスが主流といっても過言ではありません。

プロジェクトごとに成果を上げていく。そのためには、**運動IQを駆使してこうした座組みを考えて動ける人こそが、世の中を変えることができるのではないか**と強く感じているのです。

第4章

集中力・直観力を磨いて自分の夢を具現化しよう

いま求められるのは「モハメド・アリ集中法」

この章では、実際に脳のモビリティを高めることによって、どんな能力に磨きがかかるのかについて詳しく解説していきます。

まずは、誰もが例外なく身につけたいと考えている「集中力」についてです。

「圧倒的なスピードを持って仕事をするための集中力がほしい」

「できるだけ長時間、持続できる集中力を身につけたい」

そのように考えているビジネスパーソンも多いと思います。それゆえ、巷では集中に関する数多くの書籍を目にします。

また、話題のアニメ『鬼滅の刃』での「全集中」という言葉が流行り、多くの日本人が、集中したいときに冗談めいてこの言葉を使っているようですね。

ただ、私が本書で提唱したいのは、これまでの集中法ではいまの時代の働き方や生き方にそぐわないということ。これからは、時代に合った新しい集中法を実践していくべきだということです。

そこで、まず皆さんに提唱したい集中法として、**「モハメド・アリ集中法」**というものを紹介したいと思います。

モハメド・アリとは、ボクシング界における伝説の世界ヘビー級王者で、その華麗なフットワークと切れ味鋭いジャブを駆使したスタイルが「蝶のように舞い、蜂のように刺す」と形容され、多くのボクシングファンを魅了しました。

では、モハメド・アリ集中法とはどのような集中法か。ひと言でいえば、何かに瞬間的に集中し、そこからぱっと離れて別のことに集中するという方法です。

多くの人が誤解していることの一つとして、脳が集中モードに入るときと同じくらい、そこからいかに離れるかということも、近年の脳科学研究では重要視されているのです。それは集中に関する脳の特性が関係しています。

皆さんの中には、一度何かに集中し始めると、そこからなかなか離れられないという人もいるのではないでしょうか。ですが、私たちの脳が集中できる時間は限られていて、集中する内容や環境にもよりますが、大人でもせいぜい15分程度、子どもであればせいぜい5分程度だといわれています。つまり、私たちの脳は長時間集中できないということが科学的にも証明されている事実なのです。

そこで大事になってくるのが、**ぱっと集中モードに入って、ぱっとその集中から離れる。まさに、蝶のように舞い蜂のように刺すようなモハメド・アリのボクシングのような集中法が最新の脳科学的には望ましい**のです。

このモハメド・アリ集中法がなぜいまの時代にマッチした集中法かといえば、仕事自体が複雑化し、細かなタスクに追われるビジネスパーソンが多いからに他なりません。また、いくら自分が集中して仕事がしたいと思っていても、次から次へと新しい

【図 10】時代に合った集中法が求められる

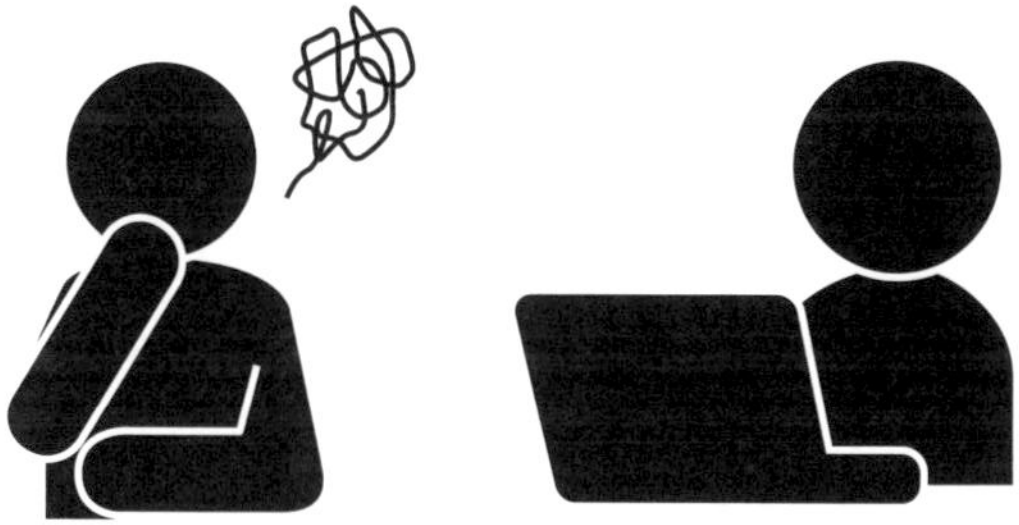

×従来の集中法
- 1つのことに集中する
- 長時間集中しようとする
- 集中できる環境が大事

◎モハメド・アリ集中法
- 複数のタスク集中に最適
- 瞬間的な集中力を発揮
- 時間と場所を選ばず集中

仕事が降りかかってくることも日常茶飯事でしょう。

さらにいえば、情報過多により多くの情報を処理できず、脳の機能が低下してしまうことで判断力などが低下していることも挙げられます。

こうしたなかでパフォーマンスを高めていくには、まさに蝶のように舞い蜂のように刺すような集中力が求められるのです。

どんな状況でも、たとえ邪魔が入ったとしても、このモハメド・アリの集中法の瞬間的な集中力で乗り切れる。それが脳の秘めた能力でもあるのです。

脳内に「ＴｏＤｏリスト」を持つと集中力が磨かれる

多くのタスクから、いろいろな要素を考慮しながら瞬間的な集中力を発揮する。これがまさにモハメド・アリ集中法なわけですが、この集中法を実践するうえで重要なポイントを伝授いたしましょう。

それは、毎日のＴｏＤｏリストを常に頭の中に持っておくということ。私はこれを「脳内ＴｏＤｏリスト」という言葉で提唱しています。

おそらく、大半の人はＴｏＤｏリストを〝外〟に持っている。つまり、手帳やスマホで管理しているのではないでしょうか。ところが、私の経験から導き出した結論として、成功者や優秀なビジネスパーソンというのは、ＴｏＤｏリストを常に頭の中に持って、その情報をリアルタイムで書き換えているのです。

では、なぜＴｏＤｏリストを頭の中で管理・更新していくことで瞬間的な集中力が発揮できるようになるのか。それは、ＴｏＤｏリストの性質として、自分が置かれた状況や周囲との関係によって、新規の項目が追加されたり、やるべきことの優先順位が常に変化したりしていくからです。

そのようなときに、手帳やスマホで管理するにはスピード的にも効率的にも限界があります。だからこそ、ＴｏＤｏリストを頭の中で管理することで、自分がやるべきことを瞬時に、そして明確に判断できるようになっていくからです。

これは大げさでも何でもなく、**常にＴｏＤｏリストの優先順位を頭の中でしっかりとイメージできている人こそが、いまの時代を勝ち抜くことができる**というわけです。

「脳内ＴｏＤｏリスト!?　自分にはとても無理！」

そう思った方もいるかもしれませんね。でも、私はこれを単なる〝慣れ〟の問題だと考えています。

そこでまずは、一日の仕事を始めるときに「何にどれくらい時間を振り分けるか」、その日の仕事を見通すトレーニングをしてみましょう。重要なのは、状況を読みながら瞬時に「一番重要なこと」に目を向ける判断力であり、常に頭の中で「ＴｏＤｏリストの中身」を変化させていくことが肝要です。

一日の仕事の流れを頭の中でイメージしながら、自分自身と対話して、「この仕事は本当にすぐやるべきか」などと、脳内で段取りのイメージをつかんでおくことで、いまやるべきことが見えてくるはずです。

このように、一日の仕事を臨機応変に、かつダイナミックに変えるためのトレーニングをしていくことで、瞬間的な集中力に磨きがかかるというわけです。

頭の中でＴｏＤｏリストを整理していくと、未来の行動にいろいろな可能性が広がっていきます。

皆さんも一度やってみるとわかると思うのですが、脳内ＴｏＤｏリストを活用していると、朝起きてから夜寝るまで、いかに自分のスケジュールが隙間だらけかということに気がつくはずです。つまり、時間活用の可能性が大きく広がってくるのです。

そして、脳内で柔らかいＴｏＤｏリストの構築がうまくなってくると、何かに集中していても次にやるべきことに気がつくようになり、その場からぱっと離れられるようになってきます。

どんな事態が起こってもスムーズに次の集中に移れるようになる。これこそがモハメド・アリ集中法の効果なのです。

複数の案件を処理できる「ピボット集中法」とは

皆さんはいま、テクノロジーの発展によってますます加速する時代を生きる中で、答えがない時代に突入したと感じているのではないでしょうか。

そうした激動の時代にビジネスを推し進めるうえで重要なのは、いかにいまの時代に合った集中力を発揮して、流れゆく時代の波に乗って生き抜けるかどうかです。

そのためのキーワードの一つとして、私が提案したいのが、「ピボット（pivot）」というものです。皆さんも、この「ピボット」という言葉を一度は耳にしたことがあるかもしれませんね。

バスケットボールが好きな人はピンときたかもしれませんが、バスケットボールでは、ボールを持っているプレーヤーが片足を軸足としてフロアに固定し、もう一方の足を動かす動作をピボットといいます。

本来は「回転軸」とう意味を持つ言葉なのですが、最近ではビジネス用語としても使われており、シリコンバレーなどのベンチャー企業では「方向転換」「軌道修正」といった意味で使われています。

起業した企業の事業計画がうまく進まないときに、事業を方向転換しよう、軌道修正しなければならないといったときの経営判断として「ピボットしよう」と表現するのです。

前置きはこれくらいにして、皆さんにお伝えしたいもう一つの集中法、それが「ピボット集中法」というものです。

まず、皆さんが普段、集中する場面を思い出してみてください。

打ち合わせや会議、プレゼンやデスクワークなど、ビジネスで集中する場面というのは意外にも多岐にわたります。

そうした集中しなければならない場面において、きっと多くの人は『鬼滅の刃』的な「全集中」や「一極集中」で取り組んでいるのではないでしょうか。

ただ、こうした集中法は、もはやいまの時代に合った集中法ではない。それに気づかせてくれたのが、私の友人でもある堀江貴文さんでした。

以前、堀江さんとあるラジオ番組でご一緒したときのことです。

私やラジオ番組のパーソナリティや番組スタッフの方たちは、当然のように集中して収録に向き合っていましたが、堀江さんだけは違ったのです。

みんなの話には耳を傾け、時折鋭い意見を発しながらも、片手にスマホを持って何かの操作をしているのです。私はそんな堀江さんをずっと見てきたので、「あー、またやってるな」くらいの感覚でしたが、番組のパーソナリティやスタッフは驚きを隠せない様子でした。

たとえば、皆さんも打ち合わせや会議の最中に、相手の話を聞きながらスマホやPCをいじっていれば、相手は「ちゃんと自分の話に集中しているのか！」と感じることでしょう。学生であれば、授業中にスマホをいじっていれば、たちまち先生から「授

【図 11】マルチタスクをこなすのが当たり前の時代

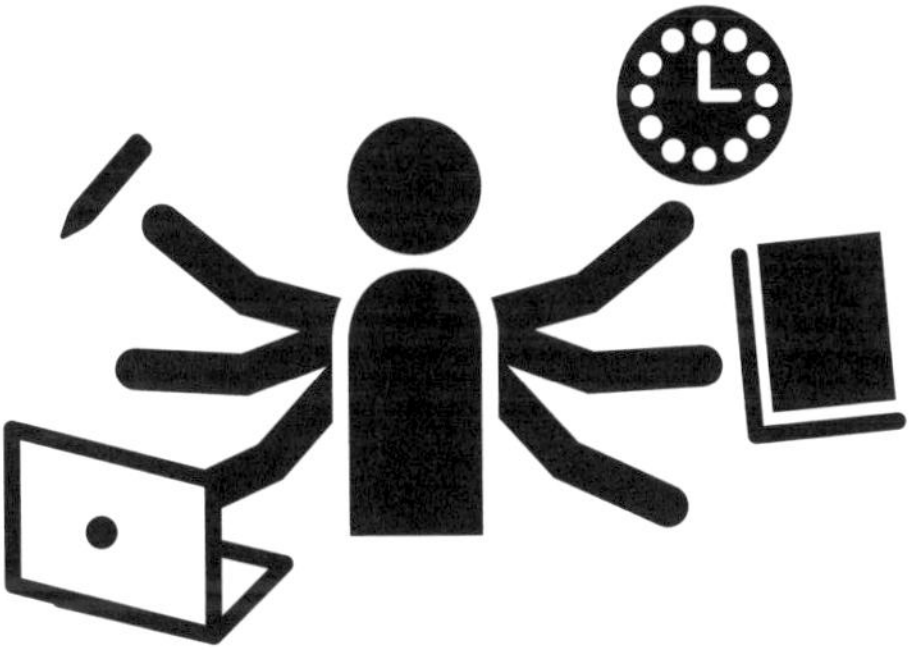

仕事のスピードと質が求められる中で「ピボット集中法」は必須のスキル

業中にスマホをいじるな！」と怒られるかもしれません。

ところが、このピボット集中法というのは、ある一つのことに集中しながらも、それに関連することをスマホやＰＣなどで調べていくという、まさに複数の案件処理をするための集中法なのです。

軸足としてある一つのことに集中しながらも、ピボット的にもう片方の足で別の集中モードをつくりだす。これからはそのようなハイブリッド型の集中力を発揮できる人のほうが、仕事のパフォーマンスを向上させる時代なのです。

「ピボット集中法」で躍進する藤井聡太さん

「一つのことだけに集中する時代は終わった」

これこそが、私がここまで述べてきた新しい集中法の概念だといえます。

堀江さんがラジオ番組で実践していたピボット集中法とは、番組収録に集中しつつも、そこでどんな発言をすればリスナーが喜ぶのかを考え、トレンドや役立つ教養をスマホで調べながら発言をしていたというわけです。

私自身も、そんな堀江さんに感化され、このピボット集中法を実践しているひとりです。

私の専門は脳科学ですが、脳のことばかりに集中して研究しているわけではありません。

いまであれば、ＡＩや量子コンピュータやネットワークサイエンスとの関連性を考えずして、脳科学の研究の社会的な意味を考えることはできないからです。

そう考えれば、軸足で従来の脳の研究を集中してやりながらも、もう片方の足ではそうした関連性についても集中して研究をしなければならないのです。

皆さんのビジネスにおいても、このピボット集中法をうまく活用することで、ビジネスチャンスをしっかりとつかむきっかけになることは間違いありません。

たとえば、取引先との打ち合わせ一つとってもそうです。

ここで想像してみてください。あなたがもしクライアントから何か質問を受けたとき、その場で即答できなかったとしましょう。

そのとき、**「この場ではわかりかねますので、社に戻って調べておきます」と答えるより、その場でスマホなどで調べる、あるいは上司にメールや電話で確認してクラ**

イアントにすぐ伝えることのほうが重要なのはじゅうぶん理解できるはずです。これこそが変化のスピードが激しく、答えがない時代に必要な仕事の推し進め方なのです。

実は、こうしたピボット集中法を真っ先に取り入れた世界があります。

それは、将棋です。

将棋の世界というのは、もはや盤面に集中するだけで勝てる時代ではなくなり、AIを使って将棋の腕を磨くことは多くのプロ棋士にとって当たり前となりました。

こうした中、20歳10カ月の史上最年少で七冠を達成した藤井聡太さんは、他のトップ棋士たちの追随を許さない急成長を見せています。

藤井さんがこれほどまでに成長した理由。多くのトップ棋士たちが口々に語ったのは、藤井さんのAIを使った研究の深さでした。

藤井さんは、CPU（パソコンやスマホの頭脳にあたる装置）だけでも50万円はくだらない「自作PC」を棋譜分析のために使用していると公言しています。

ＡＩを駆使した棋譜研究が藤井さんの強さの秘密でもあるわけですが、藤井さんが対局のときに発揮するのが、まさにピボット集中法だといえます。

対局の際に、軸足は盤面に向かって驚くほどの集中力を発揮しつつも、頭の中ではＡＩを駆使した棋譜分析を集中しておこなっているのです。

こうしたピボット集中法によって藤井さんの将棋は支えられているわけですが、ビジネスも同様に、**これまでの全集中ではなく軸足で集中しつつも、もう片方の足で別の集中モードをつくりだすピボット的な集中力は、いうまでもなく前頭葉の活性化によってもたらされる**のです。

ぼんやりとした時間こそ「ひらめきの力」を発揮する

「アイデアに煮詰まったら、とにかく走りに行く」

これは、私自身が長年実践していることです。その効果のメカニズムについて説明しましょう。

私たちが普段、集中して何かに取り組んでいるときというのは、脳に余裕がなくなり、実は新しいことについてのひらめきも出にくくなります。

ところが、何も考えずにランニングをしながら、脳をぼんやりした状態に持っていくことで、**「デフォルト・モード・ネットワーク（DMN）」**という脳の活動を優位にすることができます。

ＤＭＮとは、私たちが特に意識的なタスクをしていないとき、要はただぼんやりとしているときに脳内で活発に行われている神経活動のことです。近年の研究では、ＤＭＮが活発になると創造性が高まるという事実がわかってきました。

これは、睡眠時と同じように記憶や情報の整理が優先的におこなわれ、記憶や情報のドットとドットが結び付くことによって、アイデアが生まれやすくなるということが脳科学の研究で解明されたのです。

それゆえ、普段何かに集中する時間が多い私にとっては、ランニングをしながらぼんやりする時間はとても貴重で大事なのです。やはり、ランニングをしていると私のひらめきの回数が際立って増えるからです。

ランニングしていて何かをひらめいたら、私はすぐに自分のスマホにメモとして残しておきます。そうしなければ、せっかくのひらめきも時間とともに忘れてしまうことがあるからです。

それから、その日にやるべきことや連絡しなくてはいけない相手を思い出すのもランニングの最中が多かったり、悩んでいることの意外な解決策がひらめいたりすることもあるので、それも急いでメモしておきます。

メモの内容をスマホに打ち込み始めると、集中力が発揮されて、ＤＭＮが陰に引っ込んでしまうのですが、ふたたび走り始めればＤＭＮが再度優位になってぼんやりを始めるのです。

多くの人が誤解してやっていることですが、新しい発想やアイデアを考えるとき、「生みの苦しみ」という感じで頭の中から絞り出そうとしてしまいます。ですが、こうしたやり方は脳科学的にはあまりおすすめできません。

というもの、私たちの脳は、何かに取り組んでいるときというのは、ほぼ例外なく偏った脳の使い方をしているものです。

たとえば、仕事である課題について考えていたとしましょう。そのとき、課題にばかり脳を集中的に使っていればいるほどいい解決策は見つからない。そんな経験は誰にでもあるかもしれませんね。

そこで、運動というちょっとした脳のブレイクタイムを設けることによって、脳はそれまで収集していた情報や記憶を整理し始め、バランスを回復することで創造性を発揮します。これが、本来ひらめきが生まれる脳の仕組みなのです。

もちろん、走ることが体力的に無理ならば、ウォーキングでもＤＭＮの脳活動を優位にすることは可能です。重要なのは、ぼんやりできる環境をつくりだすこと。たとえば、電車に乗ってぼんやり車窓の景色を眺めるのもいいでしょう。

ただし、**ＤＭＮの脳活動を優位に持っていき、ひらめきの力を発揮するには、普段から強度を持って仕事に取り組む必要がある**ことはいうまでもありません。

いま話題のピアニスト反田恭平さんのすごさとは

以前、私がパーソナリティを務めるラジオ番組に、いま最も話題のピアニストである反田恭平《そりたきょうへい》さんをお迎えしたことがありました。

反田さんといえば、2021年に第18回ショパン国際ピアノコンクールで、日本人としては51年ぶりに2位を受賞したことで、いま最も鑑賞チケットが取れないピアニストとしても大きな話題になりました。

反田さんは、1994年生まれ、2012年の高校在学中に第81回日本音楽コンクール第1位入賞、これは史上最年少の記録です。

その後、桐朋学園大学音楽学部に入学するも、ロシアのピアニスト、ミハイル・ヴォスクレセンスキー氏の推薦によりロシアへ留学し、チャイコフスキー記念国立モスクワ音楽院に首席で入学します。

２０１５年にＣＤデビューすると、それからは国内外にて演奏活動を意欲的におこなっていらっしゃいます。近年はコロナ禍においてコンサートの中止や延期が相次いでいた時期にいち早く有料動画配信を始めるなど、新しいチャレンジにも意欲的なことでも知られています。

そんな反田さんですが、ご両親からピアノの英才教育を受けたわけではありませんでした。もともとは11歳までずっとサッカーをやっていたそうなのですが、事故にあってしまい手首を骨折してしまった。そこから、「身体を傷めない職業」を目指そうと12歳からピアノを本格的に始めたそうです。

「なぜサッカーからピアノ⁉」

そんなことをよく訊《き》かれるそうですが、反田さんは４歳のときからピアノ教室に通っており、反田さんのお母さんが電子ピアノを買ってくれて、「ミッキーマウスマーチ」を弾いてくれたといいます。それをいつも聞いていた反田さんは耳で覚えていて、普通に弾けたというから驚きです。いわゆる、絶対音感ですね。

いとも簡単にピアノを弾けるようになった幼少期の反田さんを見て、お母さんはたった4歳の子どもがいきなりピアノを弾いたので、「将来はピアニストになってくれないかな」と考えていたようです。それでも、サッカーに夢中だった反田さんですが、音楽の神様は反田さんをピアノの道へといざなうわけです。

それから少しの月日が経ち、反田さんにテレビ出演のチャンスが訪れます。「絶対音感」という特集で、その教室から2名がゲスト出演し、見事正解したというエピソードを紹介いただきました。


さて、ここからが本題です。

実際に、なぜいまこれほどまでに反田さんが話題のピアニストなのか。

私が感じる反田さんのすごさとは、演奏の技巧と叙情性、ロマンティシズムが感じられること。それはまさにスコアを見抜く力であり、楽譜をオーケストラ譜に見立てるロシアの音楽という感じがすることです。

そのあたりを反田さんに伺うと、やはりそこは自信を持っている部分だとおっしゃっていました。

反田さんがピアノを弾いているときに特に意識していることは、「過去にはこう弾いていたけれど、じゃあなぜ、いまはこう弾いているのか。次はどう弾くべきか」ということを常に考えていないといけないとおっしゃったのがとても印象的でした。

曲の最高潮をどこに持っていくのか。そうした構成を考えながら演奏する。これもまさに、脳のモビリティがなせる業だといえるでしょう。

ピアニストというのは、それこそ自分の頭の中のイメージをどれだけリアルに再現できるかが勝負なわけですが、それは多くのビジネスパーソンも同じではないでしょうか。

頭の中で常に成功のイメージを組み立ててどう動くべきかを考える。それは、ピアニストの演奏にとてもよく似ていると私は感じるのです。

水谷隼選手と伊藤美誠選手の脅威的な直観力

東京オリンピック2020の卓球・混合ダブルス決勝戦で、水谷隼《じゅん》選手と伊藤美誠《みま》選手のペアが中国の許昕《きょきん》選手と劉詩雯《りゅうしぶん》選手のペアと対戦し、日本卓球界史上初の金メダルを獲得したことは、卓球ファンのみならず、多くの日本人の記憶に残ったのではないでしょうか。

私は、自らの限界に挑戦し続け、日々トレーニングを積んできたプロのトップアスリートであるお二人とセッションする機会に恵まれました。

このセッションで、まず私が驚かされたのが伊藤選手のこの言葉でした。

「卓球は100メートルを全力で走りながらチェスをやっているようなもの」

ん？　いったいどういうこと？　って思いますよね。

何を隠そう、私は中学、高校時代は卓球部だったのですが、私くらいのレベルでは、相手が打った球を打ち返すときにどうしても思い通りのところへ打ち返せないわけです。

ところが、伊藤選手クラスの人たちになると、どこに球が飛んで来ても、狙ったところに打ち返すことができる。それはまさにチェスと同じで、相手の次の一打を直観的に先読みするという、極めて高度な心理戦をあのスピードでやっているのが卓球だと伊藤選手がおっしゃっていたので、私は思わず「なるほど！」と腹落ちしたのでした。

続いては、水谷隼選手。水谷選手は5歳から卓球を始めたそうで、順調な卓球人生を歩み、卓球の名門である青森山田高校に進学すると、当時の男子最年少記録である15歳10カ月で世界卓球選手権日本代表に選出されました。

向かうところ敵なしといわれた水谷選手でしたが、14歳でドイツに卓球留学すると、プロの世界の厳しさや洗礼を受けて挫折を経験します。

それでも水谷選手はそこから這い上がり、オリンピックを目指して猛特訓。北京、ロンドンとオリンピック出場を果たしますが、いずれの大会もメダルには届きませんでした。

オリンピックで成績を残せなかった水谷選手から多くのスポンサーが離れる中、自腹でプライベートコーチをつけるなど、もう一度世界と戦うべく奮起し、リオデジャネイロオリンピックでは、シングルスで男女通じて日本人初のメダル（銅メダル）を獲得し、さらには男子団体では初の銀メダルをもたらしました。

こうして、これまでの成功や挫折など、人一倍多くの経験を重ねてひとまわり成長できたことで、最高のコンディションで迎えた東京オリンピック２０２０で念願の金メダルを獲得したのち、27年間の卓球人生に幕を閉じたのです。

そんな水谷選手のお話で興味深かったのが、試合中のラリーで相手が左右に打ち分けてきたとき、だいたいの選手は左右どちらに来ても打ち返せるように対応するわけですが、水谷選手は9割ヤマをはって右か左かを決めていたというのです。まさにギャンブラーですね。

ただ、水谷選手の試合のVTRを観てみると、左右どちらかにヤマをはっているようには到底思えないほど正確なラリーを展開しています。

これを脳科学的に分析すると、やはり脳のモビリティによる驚異的な直観力を水谷選手は兼ね備えているということなのです。

これは卓球に限らず、**世界のトップクラスのアスリートにいえることですが、運動によって自らが勝利するための直観力を鍛えている**のです。

直観力を磨くために「内臓感覚」を大事にする

こうした直観力を磨くには、やはり先に述べた身体性が重要になってきます。

たとえば、イギリスのエリート教育では、サッカーやラグビーを体験させることが直観を磨くいいトレーニングになるといわれています。なぜなら、スポーツにおける瞬時の判断力は直観以外にはないからです。

サッカーやラグビーといった競技では、0コンマ何秒でどうプレーするかを判断しなければ間に合いません。さらには、正解がわからないからこそ「パスしよう」「トラップしよう」「ドリブルしよう」といった判断を瞬時に下せることで最高のプレーヤーとして認められるのです。

それと同じように、**ビジネスでもエリートと呼ばれる人たちは、瞬時に判断する力**

を養っていくために運動を重視しています。

それは、運動は身体性を伴う直観力を磨くうえでも、非常に大事なポイントだと知っているからです。

さらに付け加えれば、こんな脳科学の研究があります。

ポルトガル出身の神経科学者であるアントニオ・R・ダマシオ氏が「ガット・フィーリング（内臓感覚）」ということを述べているのですが、これは身体感覚から来るシグナルを拾うことで、私たちは物事の判断をしているということなのです。

また、「シックスセンス（第六感）」と呼ばれる直観についても、身体感覚、内臓感覚のことを指すというのがダマシオ氏の説なのですが、それが何を意味するかといえば、**身体性をもって現場で行動したり、決断したりという場数を踏むことで、直観を磨き続けなければならない**ということです。

私がよく受ける質問に、次のようなものがあります。

「茂木さんのお勧めの本を教えてください」

このような質問は、自分の直観を磨くうえでの足かせになることを知ってほしいと思います。そもそも、自分で読みたい本は自分の直観に従って本来選ぶべきなのです。

私自身が小学生のとき、図書館に行くと、ある一冊の本の背表紙に目が留まりました。そのとき、「この本を読んでみよう！」という直観が働いたのです。それが『赤毛のアン』でした。

私がこの『赤毛のアン』を読み返すたびに学んだことはとても多く、生きていくうえで真摯な自分をいかにして貫くのか、偶然の出会いをどう活かすのか、あるいはいままでの世界観を変えるような出来事をどう受け入れ自分を変えていくのか、個性をどのように育めばよいのかといった、人間誰しもがぶつかる問題を、あらためて深く考えさせてくれました。

いまは情報過多の時代なので、他人からの情報に頼ろうという人が非常に多いと感じます。私たち日本人は、文化として集団行動の大切さや「右にならえ」の精神でこれまで生きてきたところがあります。それによって、何かを選択、決断するときでさえ、ある種の「他人任せ」にする人が多いのではないでしょうか。

でも、そのような行為は、自らの直観を磨く機会を失っている、もっといってしまえば、自らの直観を放棄しているのと同じでなのです。

いますぐにでも、そのときの自分の気分や直観を信じて物事を決めたり、行動したりすることを実践してみてはいかがでしょうか。

そのためのトレーニングとして、まずは自分の「好き嫌い」を大事にしてみてください。とにかく自分の気持ちに正直に、「好き嫌い」を大事にしてみる。それはＡＩにも計り知れないあなた自身の可能性につながっていきます。

特に、「嫌い」という感覚よりも、**まずは「好き」という感覚を磨いてみてください。**

それによってあなたの直観力は研ぎ澄まされていくはずです。

大谷翔平が描いたキャリアプラン

現在、スポーツ界のおけるグローバライゼーションが加速しています。

先に紹介した卓球もそうですが、サッカーや野球はより顕著だといえます。

サッカー界では、「キングカズ」こと三浦和良《かずよし》選手が15歳でブラジルへ渡り、さまざまな困難を乗り越えて約7年半プレーを続け、サッカー王国ブラジルが認める世界トップレベルの選手にまで成長しました。

三浦選手の後を追うかのように、その後は中田英寿選手や中村俊輔選手などが海を渡り活躍。いまでは三笘薫選手や冨安健洋《たけひろ》選手など、Jリーグである程度結果を残してから海外移籍をする選手が後を絶ちません。

しかも、これまでの海外移籍といえばヨーロッパが主戦場だったわけですが、近年は中南米やアジアなどに移籍する選手も目立ち始めています。

また、多くの日本人選手がヨーロッパで活躍することでヨーロッパでの日本人選手の評価が急上昇したことにより、このグローバライゼーションが次第に若年化してきており、高校を卒業したあたりで日本のＪリーグを選ぶか、それとも海外挑戦するかという選択さえ生まれてきているのです。

続いて、野球界に目を向けてみても、近年プロで活躍した選手がメジャーへ挑戦し、活躍する流れが確立されています。かつては日本人選手がメジャーに挑戦するのはとても難しいことでしたが、そんな状況に風穴を開けたのが「トルネード投法」で全米を沸かせた野茂英雄選手でした。

１９８９年のドラフト会議で、ドラフト史上最多の8球団から1位指名を受け、抽選の末に近鉄に入団します。野茂選手は入団一年目から大活躍、その独特な投球フォームから伸びのあるストレートや落差のあるフォークボールを武器に、ルーキーイヤーにもかかわらず最多勝利、最優秀防御率、最多奪三振などのタイトルを総なめ。さらには新人王や沢村賞などあらゆるタイトルも獲得したのです。

1994年オフに近鉄からロサンゼルス・ドジャースに移籍すると、メジャー通算123勝を挙げ、いまでも多くのアメリカ人野球ファンの記憶に残り、語り継がれています。こうした野茂選手の活躍により、その後はイチロー選手や松井秀喜《ひでき》選手、さらにはダルビッシュ有《ゆう》選手や田中将大《まさひろ》投手などが活躍しているわけですが、中でも特に多くの方が注目しているのが大谷翔平選手でしょう。

大谷選手は2013年に花巻東高からドラフト1位で日本ハムに入団。投手と打者の二刀流で活躍すると、弱冠23歳という若さでポスティングシステムを利用してメジャー挑戦、日本のみならず全米を熱狂させています。

いまでこそ大谷選手の二刀流の活躍は称賛されていますが、二刀流を始めたころは「体への負担が大きく、どちらの才能も失ってしまう可能性がある」などといった批判の声も少なからず上がっていました。

そんな声に対して、大谷選手は以下のように答えています。

「自分がどこまでできるのか、人間としても、どこまで成長できるのか楽しみです。二刀流を叶えたとき、そこには大きな価値があると思う。

自分が成功すれば、同じように二刀流に挑戦する選手が続くと思いますし、いろんな可能性が広がるはずです。

いまはとにかく頑張って、新たな道を作れるような選手になりたいと思っています」

（佐々木亨『道ひらく、海わたる～大谷翔平の素顔』扶桑社）

そんな大谷選手は、「年齢の低いうちにメジャーでプレーして自分のレベルを上げていきたい」とメジャー挑戦した理由を語り、その先に「アメリカ野球殿堂入り」という明確なキャリアプランを描いているというから驚きです。

このように、サッカー選手にしても野球選手にしても、**自分のキャリアプランをどのように描いていくかというのは、まさに脳のモビリティがなせる業です。**

なぜなら、自分をどの場所のどういう環境に置くか、その一つひとつの状況判断力や選択力によって、プロのアスリートとして成功できるかできないかが決まってくるといっても過言ではないからです。

これは何度もいうように、ただ勉強して進学校に行き、偏差値を上げることに必死になっているという頭の使い方では到底身に付く能力ではありません。

もちろんいうまでもないですが、スポーツの世界だけに限ったことではありません。ビジネスの世界でも同じことがいえます。

しかし、多くの日本人ビジネスパーソンは、与えられた環境でベストを尽くすことはできるのですが、自分をどういう場所や環境に身を置いてビジネスを進めていくのがベストかという状況判断や選択ができないことが多いのではないでしょうか。

自分をどこに置いてビジネスを推し進めていくかは、いまの時代を生き抜くカギでもあるのです。

自分の近未来を空想する力がトリガーになる

自分がいったいどんな場所や環境に身を置くのがベストなのか。

その状況判断力や選択力を身に付けるにはどうすればいいのでしょうか。これについてもう少し触れておきたいと思います。

スポーツの世界だけでなく、ビジネスの世界でも、こうした状況判断力や選択力を駆使して成功を収めた方がいます。ソフトバンクの孫《そん》正義さんです。

１９７３年に久留米大学附設高等学校に入学後、家庭教師に薦められた司馬遼太郎の小説『竜馬がゆく』を読んで衝撃を受け、脱藩に憧れて夏休みを利用してアメリカのカリフォルニアに１カ月の短期留学をします。

孫さんは、そこから本格的にアメリカへ渡るという選択をするのですが、ちょうどそのとき、孫さんのお父さんが病気になってしまい、親や親戚から大反対を受けるのですが、それでも孫さんの決意は固く、高校を中退して渡米します。

そこから猛勉強をしてカリフォルニア大学バークレー校に入学、在学中に起業。卒業後に帰国して、コンピュータソフトの卸会社を設立したのです。

そしてもうひとり、私が「すごい人生の選択をしたな」と感じたのが、作家の村上春樹さんです。

村上さんといえば、いわずもがな日本を代表する作家です。日本でそのまま小説家として生きていくだけでも十分な人気と知名度を誇っていたにもかかわらず、海外進出という道を選びました。

これは私の想像に過ぎませんが、村上さんの頭の中にはきっと、純粋に自分の作品が世界でも通用するイメージが明確にあったのではないでしょうか。

当時の心境について、村上さんは『職業としての小説家』（新潮社）の中で、「僕の作品が外国で通用するかしないか、一つ試してみようじゃないか」と述べています。

こうした村上さんの選択、そして挑戦が見事に大成功を収めたことはここで説明するまでもありません。

孫さんにしても村上さんにしても、**その成功は、自分をどこに置いてビジネスを推し進めていくかをイメージし、それを具体的な行動へと結び付けたからでしたが、それこそが脳のモビリティだといえます。**

そして、脳のモビリティによる状況判断から生まれる選択力を鍛えるために脳科学の視点からいえることとは、「ハルシネーション」、**つまり、自分の近未来を空想できるかがポイントとなってくるのです。人工知能研究でも注目される「ハルシネーション」は、創造性との関連で再評価されています。**

スポーツの世界やビジネスの世界にあって、自分がいったいどんな場所や環境に身を置くのがベストなのか、その状況判断や選択ができる人というのは、普段からそうした自分の姿を空想しているものです。
そうした普段からの空想力が何かのきっかけによってトリガーとなり、「これだ！」という選択につながっていくわけです。孫さんであれば『竜馬がゆく』を読んだことだったり、村上さんでいえば日本国内で批評的に叩かれたりしたことがそのトリガーになったのかもしれません。

よく自己啓発本などで、「具体的にイメージすればするほど夢は実現しやすくなる」といったことが書いてありますが、実は脳科学的にもそれは正しいといえます。なぜなら、**イメージに関わることは脳の「頭頂葉」という部位が司っており、イメージしたことを具現化する能力に長けている人ほど頭頂葉の働きがしっかりしているので、自分の思いを実現しやすくなる**のです。

第5章

茂木流ストレス撃退法と強いメンタルのつくり方

あえて「メンタルモンスター」を提唱する理由

複雑かつ多様な働き方が浸透しつつある現代、ビジネスパーソンにとってメンタルを鍛えることの重要性が高まっています。

心身の状態は仕事のパフォーマンスに直結するからこそ、メンタルを鍛える必要性に迫られている。そのように私は感じています。

この章では、脳のモビリティによるメンタルコントロールの方法について詳しく解説し、さまざまな場面に応じてパフォーマンスをピークにまで高める方法をお伝えしていきます。

私は以前、『最強メンタルをつくる前頭葉トレーニング』（ＰＨＰ研究所）という本の中で、「メンタルモンスター」という概念を提唱しました。

「モンスター」などと聞けば、あまりいいイメージはないかもしれませんね。

でも、現代社会のさまざまなストレスから心身の病にかかる人が増えているからこそ、私はあえてモンスターという言葉を使い、ストレスに打ち勝つモンスターを脳内に育てて最強のメンタルをつくるヒントを皆さんに伝えたいと考えたのです。

きっと多くのビジネスパーソンは日々、緊張や不安あるいは困難と戦いながらさまざまなプレッシャーの中で働いているのではないでしょうか。

「自分はどうせメンタルが弱いから……」なんて思っていると、たちまち混沌とする現代社会の渦に飲み込まれてしまうでしょう。

そうした中でも、心が折れず、いかにメンタルモンスターになれるのか。

一番大事なことは、やはりこれまで述べてきた「前頭葉を強化する」ことです。

そのための方法としてこの本で提唱したいのが、最新の脳科学に裏打ちされた脳のモビリティによるメンタルコントロールです。

世の中には、ありとあらゆるメンタルヘルスの提唱がなされていますが、メンタルをコントロールしているのはいわずとも脳なのです。

つまり、脳にアプローチせず、根性や精神論、思い込みといった表面的なメンタル改善をしても、効果はあまり期待できないということになります。

メンタルをコントロールするということの本質とは、脳をしっかりコントロールしていかなければならないということをまずは前提として皆さんに理解してほしいのです。

激しい競争社会を勝ち抜こうとするならば、いわば〝優等生的なメンタル〟では生き残れない時代に突入したといえます。

そうした状況下で、しっかりと結果を残していくために必要なメンタルコントロール。その第一段階として、脳の大敵ともいえる「ストレス」について、まずは考えていきたいと思います。

ストレスが長期化すると記憶障害になることも

一般的にストレスという言葉は、もともとは物理学で「物体に圧力を加えることで生じる歪み」を意味していました。

１９３６年にカナダの生理学者のハンス・セリエ氏が、『ネイチャー誌』に「ストレス学説」を発表したことから、現在では日常的に生理学的な意味で用いられるようになったのです。

現代社会を生き抜くビジネスパーソンの多くが、ストレスとうまく付き合っていきたいと考えているはずです。「自分はストレスなんて無縁だ」という人はおそらく少ないのではないでしょうか。

先ほど、ストレスはメンタルコントロールの大敵と述べましたが、脳科学の研究において、強いストレスが長く続くと、脳の短期記憶から長期記憶へと情報をつなげる中期記憶を担う器官である「海馬」という部位がダメージを受け、認知症やアルツハイマー病といった記憶障害などの影響が出ることがわかっています。

人間関係における悩みや責任が重くのしかかった仕事を任されるなどで、長い間強いストレスにさらされていると、自分では気づかないうちに物覚えが悪くなってしまう可能性があるのです。

そのメカニズムとしては、脳がストレスを感じると「副腎皮質」という器官からストレスホルモンのコルチゾールという物質が分泌されます。これは、身体の応急処置的な反応で、血糖値を高め、身体にエネルギーを与えてくれます。

ところが、強いストレスが長く続くと、このストレスホルモンであるコルチゾールが大量に分泌され、海馬を萎縮させてしまうのです。

また、このストレス社会でよく耳にする「ＰＴＳＤ（心的外傷後ストレス障害）」ですが、その患者の脳を調べると、やはり海馬が萎縮していることがわかっています。**現代社会において、「耐えることは美徳」とされることもありますが、我慢し続けて強いストレスを長期的に受けていると、自分の脳がダメージを受けてしまうかもしれないということを認識する必要がある**のです。

ただ、気をつけなければならないことがあります。普段からストレスを抱えている、あるいはストレスを抱えやすい人がストレスをゼロにしようとするのは、潔癖症の人がやたら手を洗ったり、部屋中を殺菌するのと同じことだということです。

過度な無菌状態をつくり上げ、雑菌のない生活を送ってしまうと、身体の免疫力も低下してしまいます。

実は、ストレスも同じであり、ストレスに弱いといってゼロにしてしまうと、脳がストレスに対処する方法を覚えなくなってしまうのです。だからこそ、仕事をしていくうえで、あるいは生活をしていくうえでは、脳のモビリティを高めて、うまくストレスと付き合っていく必要があるのです。

とはいっても、先に述べたとおり、海馬がダメージを受けるほどの強いストレスは可能な限り回避しなければなりません。なぜなら、ごく短期間のストレスであれば緊張効果によって脳機能の向上をもたらしますが、ストレスが長期化すると脳に対して悪影響を及ぼしてしまうからです。

定期的に走っている人はストレスレベルが低い

では、手軽なストレス解消法といえば何でしょうか。

お酒を飲んだり、自分の趣味に没頭したり、ぐっすり眠ったり……。

さらには、温泉にでも行ってゆっくり体を癒すことを思い浮かべる人もいるかもしれません。

確かに、ストレス解消に効果的であるとされる食べ物も多くありますし、気の合う仲間との食事は楽しく、温泉旅行などでもストレス発散できそうですね。

また、最近ではストレス解消法として注目されている「マインドフルネス」というものもあります。

マインドフルネスの瞑想をすることで、ストレスでダメージを受けた海馬を活性化させて、認知症の予防にもなるという研究結果も発表されているそうです。

自分に合ったストレス解消法を取り入れて海馬をダメージから守り、認知症を予防するのもいいですが、このような一過性のもので一時的に乗り切るのではなく、脳科学の観点から特におすすめしたいのが、これまで述べてきた運動であり、私が実践している早朝ランニングを習慣化するということです。

ある研究データによると、**定期的に走っている人はストレスレベルが低く、認知症の発症率も低い**そうです。

もちろん、それだけではありません。

ランニングは、ウォーキング以上に身体の新陳代謝を活発にします。

必要な物質を取り入れ、古くなった物質を外に排出する。新陳代謝が活発であればあるほど脳のモビリティは高まり、メンタルも強くなるのです。

ただ、ランニングにはこうした身体的なメリット以上に、精神的なアプローチでもかなりの効果があることがわかっています。それは、無心になれるということです。

たとえば、ランニングをしているとき、皆さんは何を考えながら走るでしょうか。走り始めこそ、仕事の案件などを考えてしまうことがあっても、ある一定時間が経過すると、だんだんと無心になっていることに気づくはずです。

無心でランニングをすることで脳の中の情報が整理されます。これは、先に述べたデフォルト・モード・ネットワークの働きですね。頭がすっきり爽快な気分になることでストレスを軽減するのです。

さらにいえば、朝の時間というのも、一つのポイントになってきます。

朝日を存分に浴びながら走ることで、幸福を感じるセロトニンが出やすくなります。また、走ることで快感を得られるため、脳内報酬系の神経伝達物質であるドーパミンも放出されます。

つまり、朝の時間にランニングをするという極めてシンプルな行為が、セロトニンやドーパミンといった脳内物質を多く生み出すのです。特にドーパミンは、ストレス耐性があるため、ストレスが多い環境にも強くなれるのです。

このような意味において、**朝の時間のランニングは脳のバランスを取り、記憶や思考を整理し、精神のメンテナンスもおこなってくれる。まさに理想の運動といえる**わけです。

私自身の経験からも、早朝ランニングが脳のモビリティを高め、脳のメンテナンスにとって不可欠なものになっています。

朝の時間に走っているからこそ、忙しい毎日をストレスなく全力で乗り越えていくことができていると実感しているのです。

「旅ラン」で日頃のストレスを解消しよう

「早朝のランニングはちょっと……」

そんな方のために私が推奨しているとっておきのストレス撃退法を教えましょう。

それは、旅先で走る「旅ラン」です。

旅ランとは「旅×ランニング」を略したもので、その名の通り旅行先や出張先でランニングを楽しむことを意味しています。意外にもこの旅ランはストレス解消に大いに役立つのです。

なぜなら、旅ランではいつもと違う景色や自然、観光名所などを楽しみながら走ることができ、日頃のストレスから解放されやすい環境だといえるからです。

走るのは苦手だけど、旅行は好きという方も多いと思いますが、観光名所を訪問するにしても、クルマや公共交通機関だけでは〝点〟でしか印象に残りませんが、自分の足で走ってみれば、その土地の魅力を〝線〟でつなぐことができます。

私は仕事で出張することが多いのですが、行った先では必ず走るようにしています。これまでに走ったコースは、カナダのバンクーバーや、私が旅ランのベストコースだと断言しているケンブリッジ大学の近くにあるグランチェスター・メドーなど、国内外200カ所を超えました。

見知らぬ地を走る旅ランには魅力がいっぱい。その一つは、何といっても先にも紹介した「セレンディピティ」に出会えることです。

それは人だったり、お店だったり、動物だったり、風景だったり、その土地の文化だったりとさまざま。そういう中に、意外な発見や学びがあったりするのが旅ランなのです。

そうしたセレンディピティに出会うため、私が旅ランをやるときは事前に地図を眺めて「どこを走ろうか」と綿密に計画するのではなく、ある程度のルートを決めて走ってみて、「予定とは違うけれど、こっちのほうが景色がいいからこっちを走ろう」などと、気ままにコースを変更してしまいます。

すると、たまに小路に迷い込んでしまうようなこともありました。

そんなときには、慌てずにそのあたりを探索してみると、ガイドブックやネットにも載っていないような素敵なレストランが見つかったりして、食事をしてみると大当たりなんてこともありました。

こうしたセレンディピティは、車や自転車などの乗り物で移動するだけではなかなか出会うことができないものです。なぜなら、つい見落としてしまいがちなその土地の魅力を、ランニングという速度だからこそ拾い上げることができるからです。

このように、決まったルートもなければ、自由気ままで堅苦しいルールもないのが旅ランの魅力であり、10人いれば10通りの旅ランがそこにあります。

もちろん、**脳科学的な観点からも、旅ランは脳のモビリティを高めてくれますし、ストレス解消という観点からもおすすめ**です。

また旅ランは、景色の変わらないルームランナーやトレーニング的なランニングとは異なり、楽しく走ることができるので、疲労感が少なく、身体的なストレスを感じづらくなるというメリットもあります。

さらに、朝の時間帯に旅ランをすれば一石二鳥。先に述べたとおり、太陽の光を浴びることでセロトニンが出やすくなりますし、走ることで快感を得られるためドーパミンも放出されるからです。

旅を楽しみながら走る旅ラン、ぜひ実践してみてはいかがでしょうか。

ストレスを大幅に軽減できる方法

実をいえば、ストレスについては私にも苦い経験があります。30歳くらいまでは人間関係を構築することが苦手でした。そのせいで知らず知らずのうちにストレスを溜め込んでしまっていたのです。

あるとき、健康診断でお医者さんに心臓の音がおかしいといわれたことがありました。ところが精密検査を受けると、特に異常はありません。お医者さんが首をひねって、「君、ストレスを溜めやすい性格なんじゃないの？」といったことをいまでも覚えています。

そもそも、人間関係とは大抵思うようにはいかないもの。そんなときに、自分が本来コントロールできないことまでコントロールしようとすると、どうしてもストレスが溜まってしまいます。

自分が直接どうこうできないことなのだから、諦めればいいのに、なかなかそれができない……。結果として、さらにストレスを溜め込むという悪循環に陥ってしまっていたのです。


そこで私は、次のようにマインドチェンジすることにしたのです。

「自分で努力すれば何とかコントロールできることと、どう頑張ってもコントロールできないことを仕分けする。前者についてはベストを尽くす。後者については潔く諦めればいい」

これは、恋愛で考えると腹落ちするかもしれません。

たとえば、あなたが好きになった女性がいたとします。でも、その人もあなたを好きになって相思相愛になるとは限らないわけです。

女性に好かれようとベストを尽くすことはできますが、相手が自分を好きになるかはコントロールできない。好きになってくれればラッキーだし、なってくれなければ仕方がないと諦めるしかない。そう考えれば、かなり気持ちが楽になるはずです。

私は、こうしたマインドチェンジをしてからは、人間関係に限らず、どのようなことでも気持ちが楽になりました。

脳科学の観点からみても、自分ができることとできないこととの仕分けがはっきりしていれば、脳のモビリティを高めやすくなるのです。

これは、脳の主体性に関わっているのですが、言い換えるならば、「脳はこのようなことをすると、このような効果がある」というフィードバックで自分の主体性を捉えています。

このような考えのもと、自分がコントロールできないところまで主体性を伸ばしてしまうと思い通りに物事が運ばないので、それがストレスの原因になっていることが多いのです。

私の周囲の人たちを観察してみても、ストレスを溜めている人は、自分でコントロールできることと、できないこととの仕分けに失敗している人が多いと感じます。
たとえば、ビジネスの場面においても自分が取引しているクライアントに対して、いくら素晴らしい提案をしても、取引先の人の言動やジャッジはコントロールできません。それをいくらコントロールしようとしても、それはストレスになってしまうだけなのです。

自分がコントロールできることについてはベストを尽くし、コントロールできないことについては潔く諦める。このような仕分けさえできていれば、ストレスは大幅に軽減できるというのが、私が考える脳科学的ストレス撃退法なのです。

他人軸ではなく自分軸で生きると楽になる

ストレスについて理解を深めたところで、ここからは具体的なメンタルコントロールについて解説していきます。

「周囲の期待に応えたい！」

良くも悪くも、生真面目で勤勉な日本人は、周囲の期待に応えようと努力しがちです。他人から期待され、そしてそれに応えることで、自分という人間の価値を見出したい……。そんなメンタルに支配されてしまっている人が多いと感じます。

実は私自身も、以前は「人の期待に応えなければ！」と、他人の目ばかりを気にしていた時期があります。

その頃の私は、脳科学ブームでメディアに頻繁に取り上げられ始めていた時期でした。そのときは、他人が認めてくれる自分に価値を感じ、常に他人の目を意識して生きていた時期だったように思います。

でも、そのうち自分の意思とは違うタレント的な分野で期待されることがどんどん重荷になってきて、しまいには「周囲の期待にきちんと応えられないのが申し訳ない」と自分を責めるようになっていったのです。

いま思えば、他人の目ばかりを気にする自分は、周囲の都合に合わせて上手に振る舞っていただけなのかもしれません。ですが、自分の価値とはもともと周囲からコントロールされるべきものではないはずです。

こうしたメンタルの働きを脳科学的に分析すると、脳の内側の「前頭前皮質」という部位で、人から認められたいと強く思う「承認欲求」が働いている状態だといえます。この承認欲求というものは、適度にある分には社会の中で生きていくために必要な欲求ではあるのですが、行き過ぎてしまうとネガティブな結果をもたらしてしまいます。

他人の目を意識しすぎるあまり、自分自身に過重なストレスを与えてメンタルをうまくコントロールできなくなってしまうからです。

そこで、声を大にしていいたいのは、「他人軸をやめて、自分軸で生きよう！」ということ。私はこれこそが、脳のモビリティを高めるメンタルコントロールの基本スタンスだと考えています。

とはいうものの、私たちの脳の性質として、周囲から期待されることによって自分の存在意義を確認しようとする特徴があります。

このため、自分が期待されなくなるということは、すなわち自分の存在の意味を失うことになると考えてしまいます。

このように考えて生きていると、どうしても他人の目ばかりが気になってしまい、脳のモビリティを高めることへの阻害要因になってしまいます。

そこで私は、「他人なんて、そんなに自分を見ていないもの」「世間なんて幻想のようなもの」と考えて、自分軸での思考や行動にシフトチェンジしたのです。いいたいこともいう、やりたいこともやる。それで時々炎上することもありますが、そのおかげでだいぶメンタルも鍛えられました（笑）。

もし、**他人の目や他人の評価ばかりを気にしているというのであれば、「相手の期待に応えるよりも、まず、自分の気持ちを優先させる」というようにマインドチェンジをしてみてほしい**と思います。

「柔軟性」と「楽観性」がレジリエンス力を高める

「心が折れそう」

「逆境に負けそう」

こんな言葉を口にするビジネスパーソンが多いと感じます。

どんなにやりがいのある仕事であっても、少なからずストレスを感じることは誰にでもあるものです。重要なのは、ストレスが降りかかったときに、どのように自分のメンタルをコントロールできるかどうかです。

近年、**「レジリエンス（resilience）」**という言葉が、ビジネスの現場で注目を集めています。

レジリエンスとは、「回復力」や「復元力」と訳される言葉で、心理学では「精神的回復力」と表現されたりします。**ビジネスの現場では「困難やストレスにうまく対処し、回復する力」といった意味で使われ、目標達成やパフォーマンス向上に向けて、このレジリエンスを高めることが求められています。**

私自身は、このレジリエンスを「しなやかな強さ」という意味で捉えており、それはまるで強い風にも重い雪にも、ぽきっと折れることなく、しなってまた元の姿に戻る竹のように、何かあってもまた立ち直れる力だと考えています。

「頭が真っ白になってしまった……」

たとえば、仕事で大きなミスをしてしまったときや、想定外のことが起こってしまったときなど、このように頭が真っ白になってしまった経験は誰にでもあるのではないでしょうか。ただ、これこそまさにレジリエンス力が発揮できていない状態だといえます。

脳科学の観点からも、ビジネスの現場、もっといえば人生というピッチ上では、脳のモビリティを駆使しなければ、レジリエンス力を高めることはできないのです。

しかも、何度も述べているように、いまはＡＩの急速な発展により、時代の流れはどんどん変化しています。そこで生き残るためには、脳のモビリティを駆使してとにかく動き回ることが必要で、それがレジリエンス力の本質だといっても過言ではないのです。

では、こうしたレジリエンス力を高めるためにはどうすればいいのか。

私は、「柔軟性」と「楽観性」という、いわば〝二刀流〟のメンタルコントロールを身につけることをおすすめしています。

柔軟性とは、物事を多角的に捉え対処する能力です。困難に陥ったときこそ感情的にならず、柔軟性を持って自分の置かれた状況を客観的に把握できれば、ダイナミックに動くことができるからです。

そして楽観性とは、「自分はこの状況を乗り切ることができる」と前向きに考え、そのための行動が起こせる能力です。

【図 12】二刀流のメンタルを身につける

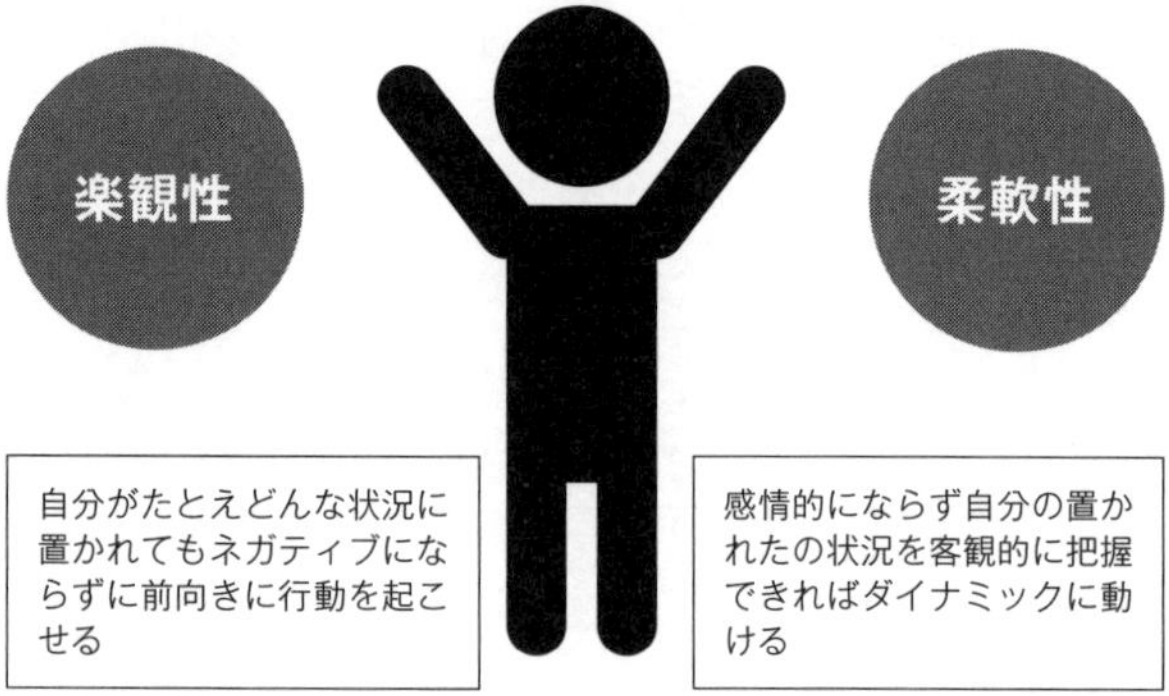
楽観性
柔軟性
自分がたとえどんな状況に置かれてもネガティブにならずに前向きに行動を起こせる
感情的にならず自分の置かれたの状況を客観的に把握できればダイナミックに動ける

現実的楽観性があれば、困難に対しても自分が成長するための試練として、前向きに捉えられるようになることで、メンタルを強く保つことができるようになるのです。

脳というのは、こうした柔軟性と楽観性を持ち合わせていなければ、さまざまな回路がうまく動作してくれないという性質があります。

あまりにも悲観的で心配したり、恐れたりしていると、フレキシブルに対応することができません。だからこそ、最善の準備や対応は怠らず、気持ちは柔らかく前向きにいるのがいいのです。

普段から自分の意見を表明する習慣をつける

私たちの脳というのは抑制が利きやすいということを第2章で述べました。

つまり、脳には自分がいいたいことややりたいことを我慢し、うまく働かなくなってしまうことでストレスを溜めてしまう性質があるということです。

この事実を考えると、ビジネスで成功している人とそうでない人との間には、脳の働きに大きな違いがあることに気が付きます。

他人からどう思われようとも、周囲が何をいおうとも気にせず、自分の信念や主義主張を貫き通すことができる。つまり、成功者とは脳のモビリティを駆使してストレスなく自由自在に行動できる人たちなのです。

「どうでもよいことは流行に従い、重大なことは道徳に従い、芸術のことは自分に従う」

これは、日本を代表する映画監督の小津《おづ》安二郎の言葉です。

小津安二郎といえば、日本の文化や社会状況を背景に、家族の日常や人生の悲哀などを独自の撮影技法によって、細部にまでこだわり表現する「小津調」と呼ばれるその作品は、現在でも国境を越え世代を超えて多くの人に愛され、評価され続けています。

小津安二郎をはじめ、世の中で成功を勝ち取っている人たちのほとんどは、脳の抑制を外すことに長けた人たちです。

そのため、熱烈な支持者もいれば、同時に強烈なアンチもいるわけですが、彼らはそんな周囲の反応などに臆することもなく、強い意志を持って常に新しいことにチャレンジしてイノベーションを起こしているのです。

くり返しますが、私はこれからの時代というのは、単なる「優等生」や「常識人」でいるだけでは生き残れないと考えています。

それこそ、スティーブ・ジョブズ氏やイーロン・マスク氏、日本であれば孫正義さんなどといった、大きなビジネスを成し遂げた起業家すべてが持ち合わせている強いメンタルを持つべきなのです。

ただ、誤解してほしくないのが、ここで私は皆さんにこうした大成功を収めている起業家のようになってほしいといっているわけではありません。**こうした起業家の人たちのメンタルコントロールを学ぶことで、必要以上に他者を気にせず、自分本位で生きるコツを手に入れていただきたい**と考えているのです。

周囲に流されることなく、批判にもひるまず、強いメンタルで、ときに意見をぶつけ合うこともためらわず、周囲が驚くような大胆な決断を下す。こうした自分の意思に従った行動を取るために私が推奨しているのが、**「普段から自分の意見を表明する」**

という習慣をつけることです。

他人からどう思われるかを過剰に気にするあまり、自分の判断基準よりも他人の判断基準を重視する生き方はもうやめましょう。

まずは、ほんの小さなことからスタートしてみてください。

たとえば、職場のみんなでランチを食べに行ったとき、「私も同じで」ではなく、自分から「これが食べたい」とメニューを決めてみる。あるいは、上司だからと遠慮せず、自分の意見をためらわずに述べてみる。そんなふうに日々小さな表明を積み重ねていくことで、脳の抑制が少しずつ外れていき、意見表明することへの耐性をつけていきます。

そうするうちに、いいたいこと、やりたいことがあるときに、どんなときでもためらわず自分を推し通せるようになることで脳のモビリティが高まり強いメンタルを持つ思考と行動へと変わり始めるのです。

おわりに　人生はイチかバチか！　動いたもん勝ち！

最後までお読みいただき、ありがとうございます。

少々古い話で恐縮ですが、私が就活をしていたときのことです。

東京大学で理学部物理学科を出てから法学部に学士入学し、大学院（理学部の博士課程）でふたたび生物物理学の研究をしていた私は、博士課程の修了後に就職をどうするかを考えていました。

私が尊敬している先生がＩＢＭのニューヨークの研究所にいたので「そこで働きたい」と手紙を書いたのですが、「いやあ、茂木くん。私にはちょっとそれほどの権限はないんだよね。力になれなくて申し訳ない」と断られ、他にもいろいろなところにアプローチしたのですが、全滅。なんと、３月の卒業間近になっても就職先が決まらなかったのです。

当時は、履歴書に穴を開けるのはよくないといわれていた時代だったので、「しょうがない。４月から研究生になるしかないな」と考えていた矢先、突然、私の指導教授から、「理化学研究所で脳の研究チームが立ち上がったから行かないか」と声をかけられたのです。

これまで取り組んでいたこととまったくかけ離れた「脳」という研究。そのときに「えっ？　脳ですか？　興味ありません」とその誘いを断っていたら、いまの私は当然ながら存在していなかったでしょう。

「脳の研究ですか？　やってみます！」

これが、うまく就活できずに悩んでいた私のイチかバチか出した結論だったのです。

皆さんは、**「ヘイルメリーパス」**という言葉をご存じでしょうか。

ヘイルメリーパスとは、アメリカンフットボールの試合終盤に、負けているチームがイチかバチかの神頼みを込めて、無謀なタッチダウンパスを狙うプレーです。当時、私が脳の研究をするというのは、まさにヘイルメリーパスそのものだったのです。

いま、あらためて考えてみると、私がこれまで下した人生の重要な選択というのは、計画通りというわけではなく、予想もしていないものをイチかバチか受け入れ、動いてきたことの連続でした。脳の研究もそうですし、イギリスのケンブリッジ大学に留学したときも、のちに私の恩師、ホラス・バーロー教授との出会いにしても、「たまま」だったのです。

さらに、いまもお世話になっているソニーコンピュータサイエンス研究所も、所長の北野宏明さんが私の『脳とクオリア』（講談社学術文庫）という本を読んで会いに来てくださったのがきっかけで勤めることになったのです。

このように、**それまではまったく興味がなかったことをイチかバチか受け入れ、ダイナミックに動いてきたからこそ、いまの私がある**と思っています。

やはり、**「人生はイチかバチか、動いたもん勝ち！」**というのが、この本で皆さんに最後にお伝えしたいことです。そのためには、これまで本書で述べてきた通り、いかに脳のモビリティを高めていけるかがカギとなるのです。

最後になりますが、本書が出来上がるまで出版プロデューサーの神原博之さん、リベラル社の伊藤光恵さんには本当にお世話になりました。心からお礼申し上げます。

茂木健一郎

はじめに

運動習慣
https://www.jili.or.jp/lifeplan/rich/1256.html

日本でも３人に１人以上が運動不足
http://himan.jp/news/2020/000382.html

第１章

スポーツが非認知能力を育てる！
https://sport-school.com/largeha/%e3%82%b9%e3%83%9d%e3%83%bc%e3%83%84%e3%81%8c%e9%9d%9e%e8%aa%8d%e7%9f%a5%e8%83%bd%e5%8a%9b%e3%82%92%e8%82%b2%e3%81%a6%e3%82%8b%ef%bc%81/

子どもの学力と体力の知られざる深い関係
https://toyokeizai.net/articles/-/212541

運動と記憶力
https://www.esquire.com/jp/menshealth/wellness/a177924/lifestyle-health-yourbrainbigger17-1120/

https://tokuteikenshin-hokensidou.jp/news/2020/009546.php

https://toyokeizai.net/articles/-/212541

前頭葉
https://www.active-brain-club.com/ecscripts/reqapp.dll?APPNAME=forward&PRGNAME=ab_brain_detail&ARGUMENTS=-A3,-A201812,-A20181221141722391,-A

ランニングで脳の前頭前野が広範囲に活性化
https://smartdock.jp/contents/lifestyle/lh041/
https://newstsukuba.jp/35382/28/11/

https://toyokeizai.net/articles/-/136008?page=2

茂木健一郎『「やり抜く脳」の鍛え方』（学研プラス）

東北大学の細田千尋准教授らによる研究
https://nazology.net/archives/58696

茂木健一郎『人工知能に負けない脳』（日本実業出版社）

英語の勉強
https://alpha.japantimes.co.jp/global2020/mogi_interview/

第2章

茂木健一郎『ストレスフリーな脳になる！茂木式ごきげん脳活ルーティン』（学研プラス）

茂木健一郎『「本当の頭のよさ」を磨く脳の使い方（日本実業出版社）

茂木健一郎『成功脳と失敗脳』（総合法令出版）

エブリシング・エブリウェア・オール・アット・ワンス
https://eiga.com/movie/96942/

第3章

ハーバードのオリンピック選手
https://sposuru.com/contents/kidssports/academic-ability-exercise-capacity-sports/

国際バカロレア（IB）について
https://ibconsortium.mext.go.jp/about-ib/

サッカー選手の知性
https://wired.jp/2012/04/11/soccer-cognitive-functions/

ヤマザキマリさん
https://ja.wikipedia.org/wiki/%E3%83%A4%E3%83%9E%E3%82%B6%E3%82%AD%E3%83%9E%E3%83%AA

https://precious.jp/articles/-/29952

茂木健一郎『脳を使った休息術』（総合法令出版）

茂木健一郎『脳リミットのはずし方』（河出書房新社）

国山ハセンさん
https://news.yahoo.co.jp/articles/14bbf059db02321efac57f6594f930af05519c78

茂木健一郎『強運脳』（かんき出版）

玉袋筋太郎さん
https://radichubu.jp/makozuba/contents/id=30081

第4章

茂木健一郎『結果を出せる人になる！「すぐやる脳」のつくり方』（学研プラス）

茂木健一郎『脳は若返る』（リベラル社）

藤井聡太さん
https://pc.watch.impress.co.jp/docs/news/yajiuma/1278287.html

反田恭平さん
https://www.tfm.co.jp/dreamheart/index.php?catid=1745&itemid=123737

水谷隼選手
https://toyokeizai.net/articles/-/502149

大谷翔平選手
https://r25.jp/article/969476030022165381

佐々木享『道ひらく、海わたる～大谷翔平の素顔』（扶桑社）

孫正義さん
https://logmi.jp/business/articles/12482

村上春樹が「MURAKAMI」になった日
https://globe.asahi.com/article/11561176

第5章

茂木健一郎「ストレスコントロールのためのランニングのすすめ」
https://president.jp/articles/-/41427?page=3

茂木健一郎『最強メンタルをつくる前頭葉トレーニング』（ＰＨＰ研究所）

https://yomidr.yomiuri.co.jp/article/20131007-OYTEW62119/

茂木健一郎『脳が冴える快眠法』（日本能率協会マネジメントセンター）

茂木健一郎『「いい人」をやめる脳の習慣』（学研プラス）

レジリエンス
https://www.kaonavi.jp/dictionary/resilience/

小津安二郎さん
https://www.kanabun.or.jp/exhibition/17721/

おわりに

ヘイルメリーパス
https://second-effort.com/column/hail-mary-pass/

[著者プロフィール]

茂木健一郎（もぎ　けんいちろう）

理学博士。脳科学者。

1962 年東京都生まれ。東京大学理学部、法学部卒業後、東京大学大学院理学系研究科物理学博士課程修了。

理化学研究所、ケンブリッジ大学を経て現職はソニーコンピュータサイエンス研究所シニアリサーチャー。東京大学大学院客員教授。専門は脳科学、認知科学。「クオリア」(感覚の持つ質感)をキーワードとして脳と心の関係を研究する傍ら、文芸評論、美術評論にも取り組む。2005 年、『脳と仮想』(新潮社)で第 4 回小林秀雄賞を受賞。2009 年、『今、ここからすべての場所へ』(筑摩書房)で第 12 回桑原武夫学芸賞を受賞。

主な著書に『ストレスフリーな脳になる！　茂木式ごきげん脳活ルーティン』（学研プラス）、『緊張を味方につける脳科学』（河出書房新社）、『脳がめざめる「教養」』（日本実業出版社）など多数。

出版プロデューサー　神原博之（K.EDIT）
装丁デザイン　大前浩之（オオマエデザイン）
校正　土井明弘
DTP　田端昌良（ゲラーデ舎）
編集人　伊藤光恵（リベラル社）
営業　津村卓（リベラル社）
制作・営業コーディネーター　仲野進（リベラル社）

編集部　鈴木ひろみ・尾本卓弥・中村彩・安永敏史・杉本礼央菜
営業部　澤順二・津田滋春・廣田修・青木ちはる・竹本健志・持丸孝・坂本鈴佳

リベラル新書 005

運動脳の鍛え方

2023年8月26日　初版発行

著　者　茂木健一郎
発行者　隅田直樹
発行所　株式会社 リベラル社
〒460-0008　名古屋市中区栄3-7-9　新鏡栄ビル8F
TEL 052-261-9101　FAX 052-261-9134
http://liberalsya.com
発　売　株式会社 星雲社（共同出版社・流通責任出版社）
〒112-0005　東京都文京区水道1-3-30
TEL 03-3868-3275
印刷・製本所　株式会社 シナノパブリッシングプレス

　ISBN978-4-434-32520-5　C0295